医療従事者が知っておきたい

AYA世代がんサポートガイド

Support Guide for Adolescents and Young Adults with Cancer

平成 27-29 年度厚生労働科学研究費補助金（がん対策推進総合研究事業）
「総合的な思春期・若年成人（AYA）世代のがん対策のあり方に関する研究」班 編

金原出版株式会社

序

　本書は主に，思春期・若年成人（AYA）世代のがん診療に携わる医療従事者を対象に，AYA世代のがんと世代の特徴を理解し，患者・家族が前向きに病気に立ち向かい，将来に希望が持てるように共に考え，支援するためのガイドブックです。

　AYA世代のがんは，希少で多種多様ながん種からなるためにがん拠点病院においても経験する機会が少なく，がん種によって異なる診療科で治療を受けることが多いため，AYA世代特有のニーズへの対応が十分でない現状があります。AYA患者に原病に対する治療選択や不安はもとより就学，新規就労，就労の継続，性や生殖機能など世代特有の課題を抱えているうえ，同世代で交流をしにくく，悩みや情報の共有がしにくい状況です。また，AYA患者は，精神的・社会的な自立の度合いや置かれた状況が様々であり，A世代とYA世代で異なる課題も多く，個々にきめ細やかな配慮が必要となります。

　平成26年3月に国は「がん研究10か年戦略」で「ライフステージやがんの特性に着目した重点研究領域」を定め，「小児がんに関する研究」の中で初めて「AYA世代のがんの実態解明と治療開発のための研究」が位置付けられました。それを受けて，平成27年度に厚生労働科学研究費補助金（がん対策推進総合研究事業）「総合的な思春期・若年成人（AYA）世代のがん対策のあり方に関する研究」班が採択され，上記を包括した医療提供体制のあり方を検討するために，AYA世代がん医療の実態と患者ニーズの大規模調査，ならびに，個別課題の研究を実施して参りました。

　本書は，これらの研究成果を踏まえつつ，国内外の関連情報を網羅して，AYA世代がん医療の診療現場ですぐに役立つガイドブックを目指したものです。第3期がん対策推進基本計画においてAYA世代がん医療の充実が求められるなか，本書が，AYA世代がん患者が希望をもって治療に立ち向かえるように，それを支えるすべての医療関係者の皆様にお役に立てたら幸甚です。

　最後に本書は，本研究班の班員ならびに関係者の英知を結集して作成したものであり，分担執筆いただいた方々，特に，編集に尽力いただいた清水 千佳子 氏，小澤 美和 氏，樋口 明子 氏，ならびに，本書の上梓にあたりご尽力いただいた金原出版の石黒 大介 氏に深謝いたします。

平成27-29年度厚生労働科学研究費補助金（がん対策推進総合研究事業）
「総合的な思春期・若年成人（AYA）世代のがん対策のあり方に関する研究」班
　研究代表者：堀部 敬二
　研究分担者（五十音順）：大園 誠一郎，小澤 美和，小原 明，川井 章，北島 道夫，
　　　　　　　　　　　　木村 文則，清水 研，清水 千佳子，鈴木 直，鈴木 礼子，高井 泰，高橋 都，
　　　　　　　　　　　　高山 智子，多田羅 竜平，中塚 幹也，中村 晃和，新平 鎮博，古井 辰郎，
　　　　　　　　　　　　松本 公一，丸 光恵，森重 健一郎，山本 一仁

　　平成30年6月

　　　　　　　　　研究代表者　堀部 敬三（国立病院機構名古屋医療センター）

若者が，そのかけがえのない時を生き抜くために

　遙か昔であったようにも，つい昨日のことであったようにも思えるが，自身のAYA世代を思い起こせば，昇ってくる太陽の光を背にいっぱい受けて，未知への好奇，未来への希望をあふれるように抱きながら，眼前に結ばれた自身の陰影に，自分は何者であるのかに戸惑う日々であったように思う。人生ではどの世代も貴重でかつ特徴をもっているが，AYA世代の放つ採光はその清冽さにおいて際立っている。

　日本のがん医療は今，これまで小児や成人のがん医療が状況に応じて担ってきたAYA世代の患者に改めて着目し，AYA世代のがん医療を創造しようと模索を始めたところである。多様で希少ながんへの適正治療，人生に影響する晩期合併症への対応，若くして死に臨む患者へのケア，AYA世代に独特な心情に対するケアなど，課題は山積している。一方で，あふれる生命力，純粋な心，柔軟な共感力をもつ若い患者や彼らを囲む同世代の医療者たちによって，おとなの医療者をも巻き込んだ新しいがん医療のモデルが起こることにも大きな期待が寄せられている。

　しかし医療や社会の期待がどうであれ，これから成熟に向かおうとする若者ががんという病を得たことへの，患者とその家族が担う混迷と葛藤，苦悩と憤りは察して余りある。私たちにはがんの医療者として，またAYA世代を無事に通過してきたおとなとして，これらの若者や家族を理解し，力となる責務がある。本書はそのためにAYA世代に正面から向き合ってきた医療者が具体的な方法や行動を示した一冊である。がんを克服する，あるいはがんとともに生きる若者が，そのかけがえのない時を生き抜くために，この一冊が必ず役立つと確信している。

静岡県立大学看護学部教授　青木和惠

推薦の言葉

　話は2011年秋に遡るが，日本癌治療学会（癌治）の理事に就任し，当時理事長の西山正彦先生から関連学会連絡委員長を拝命した。横断的学会として学術的，社会的意義の向上を目的に，本邦のがん治療に関連する諸学会・研究会との連携を図り，意見を集約して理事会に報告することを任務として西山理事長の肝煎りで新たにつくられた委員会である。

　そこで，種々の団体から癌治に対する依頼や要望を受けることになり，日本小児・思春期・若年成人がん関連学会協議会にも参加することになった。そこではAYA世代がん対策の研究の立ち上げの検討が行われていたが，やがて「総合的な思春期・若年成人（AYA）世代のがん対策のあり方に関する研究」（堀部班）の研究課題で厚生労働科学研究費補助金の申請を行うことになった。

　課題は見事に厚労科研に採択され，班研究が開始したが，定期的に出席する班会議は自身がこれまで出席してきた班会議とは大きく異なり，診療科が横断的にわたり，職種も多職種にわたり，また疾患特異性からか女性の班員が多くを占め，毎回非常にきめ細やかなディスカッションが繰り広げられた。小職の役目は癌治からの研究補助に関する提言と，癌治理事会に班研究の進捗を報告することが主で，回を重ねるに連れ現理事長の北川雄光先生はじめ理事の諸先生方にもAYA世代のがん対策の重要性を十分に認識いただけたと確信している。

　本書はそのような班会議から発信された研究成果を踏まえてまとめたもので，本邦のAYAがん対策を理解する上で必読の書と考える。

浜松医科大学名誉教授　大園 誠一郎

執筆者一覧

【総 論】

1	AYAがんの特徴	堀部 敬三	国立病院機構名古屋医療センター 臨床研究センター
2	AYAがんの診療実態	小原 明	東邦大学医療センター大森病院 小児科
3	AYA世代の特徴	小澤 美和	聖路加国際病院, 小児科
4	AYAがん患者のニーズ	清水 千佳子	国立国際医療研究センター 乳腺腫瘍内科
5	AYAがん患者支援におけるチーム医療	松本 公一	国立研究開発法人 国立成育医療研究センター 小児がんセンター
6-1	医師に必要なスキル	山本 一仁	愛知県がんセンター中央病院 血液・細胞療法部
6-2	看護師に求められる視点	丸 光惠	甲南女子大学 国際看護開発学
7	教育支援	新平 鎮博	国立特別支援教育総合研究所 情報・支援部
8	就労支援	土屋 雅子	国立がん研究センター がん対策情報センター がんサバイバーシップ支援部
		樋口 明子	公益財団法人がんの子どもを守る会 ソーシャルワーカー
9	経済・生活支援	樋口 明子	公益財団法人がんの子どもを守る会 ソーシャルワーカー
10	AYA患者向けのがん情報	高山 智子	国立がん研究センター がん対策情報センター がん情報提供部
		八巻 知香子	国立がん研究センター がん対策情報センター がん情報提供部

【各 論】

1	心理・精神面	平山 貴敏	国立がん研究センター中央病院 精神腫瘍科
		小林 真理子	国立がん研究センター中央病院 精神腫瘍科
			放送大学大学院 臨床心理学プログラム
		清水 研	国立がん研究センター中央病院 精神腫瘍科
2	就学	新平 鎮博	国立特別支援教育総合研究所 情報・支援部
		樋口 明子	公益財団法人がんの子どもを守る会 ソーシャルワーカー
3	就労	土屋 雅子	国立がん研究センター がん対策情報センター がんサバイバーシップ支援部
4	リハビリテーションと身体活動	川井 章	国立がん研究センター中央病院 骨軟部腫瘍・リハビリテーション科
		岩田 慎太郎	国立がん研究センター中央病院 骨軟部腫瘍・リハビリテーション科
		廣瀬 毅	国立がん研究センター中央病院 骨軟部腫瘍・リハビリテーション科
5	食行動と栄養	鈴木 礼子	日本女子大学 家政学部食物学科
6	恋愛・セクシュアリティ	高橋 都	国立がん研究センター がん対策情報センター がんサバイバーシップ支援部
7-1	女性の妊孕性	古井 辰郎	岐阜大学大学院 医学系研究科 産科婦人科学分野
		鈴木 直	聖マリアンナ医科大学 産婦人科学
		中塚 幹也	岡山大学大学院 保健学研究科
		北島 道夫	長崎大学病院 産婦人科
		木村 文則	滋賀医科大学医学部 産科学婦人科学講座
		高井 泰	埼玉医科大学総合医療センター 産婦人科
		森重 健一郎	岐阜大学大学院 医学系研究科 産科婦人科学分野
7-2	男性の妊孕性	中村 晃和	大阪府済生会吹田病院 泌尿器科
8	経済的問題	樋口 明子	公益財団法人がんの子どもを守る会 ソーシャルワーカー
9	遺伝性腫瘍	田村 智英子	FMC東京クリニック 医療情報・遺伝カウンセリング部
			順天堂大学医学部附属順天堂医院 遺伝相談外来
10	意思決定, コミュニケーション	吉田 沙蘭	東北大学大学院教育学研究科
11	配偶者（パートナー）の支援	北野 敦子	聖路加国際病院 腫瘍内科
12	親・きょうだいの支援	富岡 晶子	東京医療保健大学 医療保健学部看護学科
13	子どもの支援	小嶋 リベカ	国立がん研究センター中央病院 緩和医療科
14	エンド・オブ・ライフ・ケア	多田羅 竜平	大阪市立総合医療センター 緩和医療科・緩和ケアセンター
15	ピアサポート	桜井 なおみ	一般社団法人CSRプロジェクト代表理事, 社会福祉士, 精神保健福祉士

CONTENTS

序
若者が，そのかけがえのない時を生き抜くために
推薦の言葉

総　論

1	AYAがんの特徴	2
2	AYAがんの診療実態	7
3	AYA世代の特徴	11
4	AYAがん患者のニーズ	15
5	AYA患者支援におけるチーム医療	19

《COLUMN》小児がんにおける多職種連携 … 22

6-1	医師に必要なスキル	23
6-2	看護師に求められる視点	25

《COLUMN》AYAサポートチーム … 31

7	教育支援	34

《COLUMN》病気に対する学校側の理解と配慮を … 37
　　　　　　学生相談室の利用を勧めよう … 38

8	就労支援	39

《COLUMN》社会保険労務士とは … 42

9	経済・生活支援	43
10	AYAがん患者向けのがん情報	48

各　論

1	心理・精神面	54
2	就学	56

《COLUMN》院内学級の実際 … 59
　　　　　　大学復学に向けての環境づくり … 61

3	就労	62

vii

《COLUMN》職場復帰にあたり医療従事者にお願いしたいこと ········· 64

4　リハビリテーションと身体活動 ········· 66

《COLUMN》地域・社会につなぐリハビリテーション ········· 68

5　食行動と栄養 ········· 70
6　恋愛・セクシュアリティ ········· 72

《COLUMN》恋愛・セクシュアリティ──
　　　　　がん対策に書かれていないが，切実な問題 ········· 74

7-1　女性の妊孕性 ········· 76
7-2　男性の妊孕性 ········· 82
8　経済的問題 ········· 84
9　遺伝性腫瘍 ········· 86

《COLUMN》遺伝学的情報──真に患者・家族を支える医療とは ········· 90

10　意思決定，コミュニケーション ········· 92

《COLUMN》患者という枠を超えて寄り添ってほしい ········· 94

11　配偶者（パートナー）の支援 ········· 96

《COLUMN》パートナーに必要なサポートとは ········· 99
《COLUMN》子育て世代の親の苦悩 ········· 100

12　親・きょうだいの支援 ········· 102
13　子どもの支援 ········· 104
14　エンド・オブ・ライフ・ケア ········· 106

《COLUMN》思春期の息子を見送る ········· 113

15　ピアサポート ········· 114

　参考文献一覧 ········· 116
　国内のAYA向けのがんの情報リソース ········· 123

viii

総　論

1 AYAがんの特徴

はじめに

　思春期・若年成人（Adolescent and Young Adult：AYA）世代は，がんの罹患および死亡率が最も低い世代であり，がん対策においてこれまで取り組まれていない対象であった。しかし，この世代のがんは，多様ながん種のため多診療科が関わるものの，希少なため治療法が未確立であったり，AYA世代が抱える特有の課題への対応が不十分など，適切な医療や支援が提供できていない可能性があるため，「第3期がん対策推進基本計画」において初めてAYA世代のがん対策が明記された。

　AYA世代の定義は様々であるが，「がんの治療成績改善が不十分であり，生殖年齢であり，介護保険の対象でない15歳から39歳まで」を広義のAYA世代ととらえて，その特徴を述べる。

AYA世代のがんの頻度と種類

　がんは遺伝子病であり，小児期のがんは限られた遺伝子異常で急速に発症する場合が多いのに対し，いわゆる成人がんは加齢とともに遺伝子異常が積み重なって発生率が高くなる。AYA世代は，小児期と成人期の端境期にあり，小児がんと成人がんの両方のがん種が存在する。最もがん罹患の少ない小児期から徐々に増える時期であり，表1に示されるように，15歳〜19歳は小児期と同様に男性にやや多く発症するが，20代になると女性の罹患数が多くなり，30代は男性が20代の約3倍に対し，女性は約5倍の罹患数となる[1]。これは，子宮頸がんと乳がんの罹患が急激に増えることによる（図1）。

　AYA世代のがんは，年齢階級ごとに特徴がある[1]（表2）。15〜19歳では，小児期と同様に白血病，脳腫瘍，リンパ腫が上位を占めるが，性腺腫瘍，骨腫瘍，軟部肉腫，甲状腺がんがそれに続けて比較的高頻度にみられるのが特徴である。白血病では，急性リンパ性白血病（ALL）と急性骨髄性白血病（AML）がおよそ同数みられ（図2a），AMLが大多数を占める成人型の白

表1　AYA世代のがんの推定年間罹患数

	男	女	全体
0〜14歳	1,032 （1118）	859 （937）	1,891 （2,055）
15〜19歳	407 （450）	349 （414）	756 （864）
20〜29歳	1,589 （1,699）	2,296 （2,547）	3,885 （4,246）
30〜39歳	4,872 （5,101）	10,745 （11,194）	15,617 （16,295）

※良性脳腫瘍を含む

図1 AYA世代のがんの年齢階層別罹患率の推移（上皮性がん）[1]

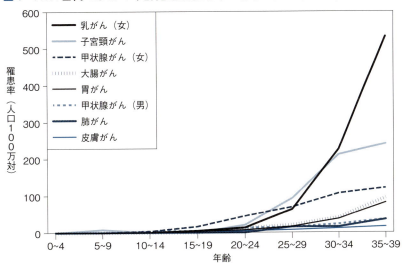

血病パターンへの移行期である。骨肉腫とユーイング肉腫は15〜19歳が発症のピークである（図2b）。20〜29歳では，性腺腫瘍（とくに胚細胞腫瘍），甲状腺がんが白血病・リンパ腫よりも多く発症する。子宮頸がん，乳がん，大腸がん，胃がんがトップ10に入ってくる。30〜39歳では，乳がん，子宮頸がんが急増し，性腺腫瘍，大腸がん，胃がんがこれらに続く。性腺腫瘍は，30代で卵巣の胚細胞腫瘍が減って卵巣癌が増えるが，精巣胚細胞腫瘍は増え続ける（図2c）。脳腫瘍は，小児期からAYA世代で罹患率はあまり

表2 AYA世代に好発するがんの種類と推計罹患率

罹患順位	0 − 14歳	15 − 19歳	20 − 29歳	30 − 39歳
	全体（124.4）	全体（124.4）	全体（281.0）	全体（857.1）
第1位	白血病（42.8）	白血病（30.2）	性腺腫瘍（胚細胞腫瘍，ほか）（41.2）	乳がん（184.5）
第2位	脳腫瘍（21.8）	脳腫瘍（17.2）	甲状腺がん（33.9）	子宮頸がん（113.0）
第3位	リンパ腫（10.2）	リンパ腫（16.6）	白血病（32.6）	性腺腫瘍（胚細胞腫瘍，ほか）（72.4）
第4位	神経芽腫（8.8）	性腺腫瘍（胚細胞腫瘍，ほか）（16.0）	リンパ腫（29.8）	甲状腺がん（69.3）
第5位	軟部肉腫（6.7）	骨腫瘍（11.8）	子宮頸がん（26.6）	大腸がん（66.0）
第6位	性腺腫瘍（胚細胞腫瘍，ほか）（5.0）	軟部肉腫（10.5）	脳腫瘍（19.4）	胃がん（57.3）
第7位	骨腫瘍（4.2）	甲状腺がん（9.0）	乳がん（18.0）	リンパ腫（39.6）
第8位	網膜芽腫（3.3）	皮膚がん（1.9）	軟部肉腫（14.5）	白血病（36.4）
第9位	腎腫瘍（3.2）	上咽頭がん（1.4）	大腸がん（13.1）	肺がん（24.2）
第10位	肝腫瘍（3.0）	腎腫瘍（1.2） 大腸がん（1.2）	胃がん（10.0）	脳腫瘍（22.4）

※文献1を基に筆者作成
括弧内数値：人口100万に対する罹患率（男女合算推計値）

図2 AYA世代のがんの年齢階層別罹患率の推移（非上皮性がん）[1]

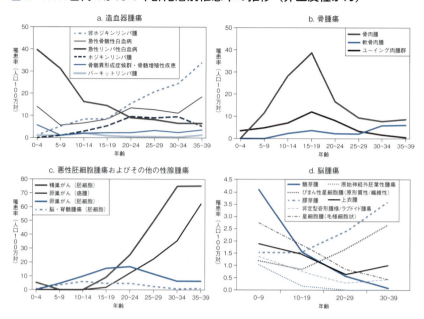

変わらないものの、がん種は大きく異なる。小児、とくに幼児期に多い髄芽腫、毛様細胞状星細胞腫、原始神経外胚葉性腫瘍、非定型奇形腫様／ラブドイド腫瘍が減り、膠芽腫、びまん性星細胞腫、上衣腫が増加する（図2d）。

AYA世代のがんは偶発的に起こっており、多くは若年がんの家族歴がなく確立したリスク因子を認めないが、一部の遺伝性腫瘍では遺伝し得る遺伝子（生殖細胞系列）の変異が認められる。*TP53*に変異のあるLi-Fraumeni症候群は、骨軟部肉腫を多く認め、白血病、脳腫瘍、副腎皮質がんも好発する。*BRCA1*, *BRCA2*に変異を認める乳がん卵巣がん（HBOC）症候群や遺伝性非ポリポーシス大腸がん（Lynch症候群）は、AYA世代に発症するリスクが高い成人がんである。そのほか、神経線維腫症1型（NF1）の悪性末梢神経鞘腫やGISTなど、多くの希少な遺伝性腫瘍が知られている。

AYA世代がんの治療成績とそれに影響する要因

がんは、AYA世代における発症は希少であるが、病死の第1位であり、死因順位で自殺や不慮の事故に次いで多い。15～29歳のがん全体の10年生存率は70％であり、小児期に比べてやや劣る[2]。治療成績は、がん種により異なり、分化型甲状腺がんの10年生存率は90％を超えるが、白血病や脳腫瘍では60％に届かない。とくに、ALLの10年生存率は36.9％と低く、小児の78.6％に比べて有意に劣る[2]。脳腫瘍は小児と生存率に差はみられない[2]。一方、成人がんの若年発症においても、若年性乳がんの予後は、35歳以上の乳がんに比べて劣ることが報告されている[3]。

AYA世代のがんの治療成績は、小児や年長成人に比べて改善が乏しいとされるが、近年、治療成績は改善してきている[4]。本邦においても、人口統

表3 小児・AYA世代のがん死亡率の改善率

年齢区分	平成18年 がん死亡率	平成28年 がん死亡率	改善率
1〜4	2.0	1.5	25.0%
5〜9	1.9	1.6	15.8%
10〜14	2.2	1.7	22.7%
15〜19	3.0	2.0	33.3%
20〜24	3.6	2.7	25.0%
25〜29	5.7	5.1	12.3%
30〜34	9.8	9.1	7.1%
35〜39	18.2	16.7	8.2%

（人口10万対）
平成18年および平成28年人口動態統計月報年系（概数）の概況[5]より筆者作成

計によれば，15歳から24歳では小児と同様に10年前に比べてがん死亡率の20%を超える改善がみられる（表3）[5]。

AYA世代がんの治療成績の改善が劣る原因として，がんの生物学的相違，治療法の相違，AYA世代特有の患者側の要因の関与が考えられる。ALLの場合，小児では予後良好とされる高2倍体（>50本）染色体およびETV6-RUNX1陽性白血病が合わせて半分を占めるのに対し，AYA世代ではこれらの遺伝子型はほとんど見られない一方で，予後不良なフィラデルフィア（Ph）染色体陽性白血病が多くなるなどの生物学的な違いが認められる。

治療法の相違では，ALLでは小児型治療が成人型治療より成績がよいことが明らかにされている。高齢者中心の医療を行う成人診療科では，小児科に比べて治療強度が弱くなりがちである。本邦では，高校生から成人診療科で診療されるのが一般的だが，15〜19歳のA（思春期）世代では，小児期のがん種が多いことやまだ心身ともに発達過程にあることから，日本小児科学会が小児科での診療を推奨しており，A世代，とくに初診時に高校生の場合に小児科が診療を担当する医療機関が増えている。高齢者診療が主体となりつつある血液内科や腫瘍内科と小児科，そして，当該外科系診療科とのスムーズな連携により，AYA世代患者が適切に診療を受けられることが望まれる。

AYA世代の特有の課題として，「患者も医療者もがんを疑おうとしない傾向」や「自身の生活，仕事を優先して検診や病院に行かない傾向」が指摘されており，診断の遅れにつながる場合がある。また，全体として臨床試験による治療が，そうでない治療に比べてよい成績が期待できるとの報告があり，AYA患者の臨床試験参加率が低いことが治療成績の改善が乏しい原因の1つと考えられる。AYA世代の患者は，小児や年長成人に比べて不順守の傾向が強いといわれており，経口抗がん薬による治療での不順守は再発につながる可能性がある。不順守の原因には，本人なりの理由・理屈がある場合が多く，それらに十分耳を傾けつつ，順守しないことが悪い臨床結果につ

ながる可能性について具体的に伝えて，理解を求めて習慣の改善を図ることが大切である。

またAYA世代は，治療後の生存期間が長く，治療による晩期合併症を回避して健康な人生を送るために，がんの種類と受けた治療内容に応じて長期にフォローアップを行うことが望ましい[6]。

AYA世代がん患者の心理社会的特徴と包括的支援

AYA世代の患者は，小児，年長成人と異なる特有の心理・社会的問題がある。A世代では，性の自覚，同世代との交流，親密な情緒的関係の構築，親からの自立の発達段階にあることに加え，治療により学業や就労が遅れたり，中断させられることで人生設計が狂わされる可能性がある。YA（若年成人）世代になると，家庭や社会での活動が生活の中心となり，がん治療により子育て，親の介護などや仕事への影響が不可避である。そのため，家庭の維持と治療の両立，仕事と治療の両立，または，三者を成り立たせることが困難となり，経済的困窮に直面したり，病気の先行き不安，家庭の不安と重なるなどで強度の精神的ストレスを抱える場合が少なくない。そのため，診断時から心理社会的評価を適切に行い，総合的な支援を行うことが大切である。支援には，家族，同世代の健康者やがん経験者（ピア），医療者との良好な関係を構築維持が必要である。A世代では，とくに健康な同世代やサバイバーとの交流の情報や機会の提供が重要であり，YA世代では，経済的に脆弱な状況の可能性が高く，家族を含めた生活の維持のための支援と情報提供が必要である。いずれも精神的支援が重要であり，すべては傾聴に始まる。

AYA世代は，性の成熟とともに生殖機能が活発化する。しかし，がん治療による外見の変化や性機能・生殖機能の低下が，余命に対する不安と重なり，恋愛に対して消極的にさせる。一方，妊孕性については，パートナーの有無で意識の違いが大きいものの，がん治療は多くの場合不妊のリスクを伴うため，目下の問題でない患者に対しても将来の挙児希望の検討が必要である。そのため，がんと診断したら，治療開始にあたり治療による不妊のリスクの有無とそれに合わせた妊孕性温存の選択肢について説明をすることが求められる。2017年7月に『小児，思春期・若年成人の妊孕性温存に関する診療ガイドライン』（日本癌治療学会 編）が刊行されたので，是非参照されたい（☞76頁 各論7. 妊孕性）。

おわりに

AYA世代のがん患者は，がん種が多診療科にわたるものの，その希少性からこの世代特有の問題への対応が必ずしも十分になされずに医療を受けている可能性が高い。希少がんそれぞれの治療法の開発とともに，診断時からAYA世代特有の課題に対して適切に対応する意識の普及啓発が必要である。AYA世代の特徴を理解して，患者・サバイバーの包括的な診療・支援の実践が望まれる。

2 AYAがんの診療実態

はじめに

「総合的な思春期・若年成人（AYA）世代のがん対策のあり方に関する研究」班（厚生労働科学研究費補助金がん対策推進総合研究事業）（堀部敬三班長）では，2016年に施設診療状況調査として全国433のがん診療連携拠点病院，および小児がん拠点病院等のがん診療を積極的に行っている病院にアンケート調査を行い，施設認定状況・専門医や専門職配置などの調査と，同時にその施設の2015年新規診断症例のがん登録情報を収集した[1]。この調査は日本における初めてのAYA世代がんの診療状況調査となった。

本項では，15歳〜24歳までをadolescent：A世代，25歳〜39歳をyoung adult：YA世代と略記する。

AYA世代の医療ニーズ

平成26年における15歳〜39歳の日本の人口は3,580万人であり，全人口の28.1％である。厚生労働省の平成26年統計によれば[2]，AYA世代の入院受療率は人口10万人あたり15〜19歳117，35〜39歳304と，年齢とともに増加するが，依然60歳以上の約10分の1以下である。同時に推計入院患者数でAYA世代が占める割合は，全国131.88万人の入院患者の5.9％，7.54万人と少ない。つまりAYA世代は健康な世代であり，人口は多くても壮年や高齢者よりも受療ニーズは低く，したがってこの年代の患者に対する特別な対応の必要性について医療従事者の認識も低くなりがちである。

しかし一方で，この世代の病死の原因1位は悪性新生物である。「国立がん研究センターがん情報サービス2013年統計」によれば[3]，全がん患者に占める15歳から39歳の患者はおよそ3.7％と少ないものの，同時に推計されたがん罹患率は15〜19歳男子14.9，女子12.8，35〜39歳男性63.7女性164.6であり，15歳を過ぎて上昇し始め，がん患者数は増加する。したがって，医療者や病院施設は十分にAYA世代を認識して診療体制，病院設備を整える必要がある。

AYA世代がんの頻度——施設毎のAYA世代がんは稀である

研究班では，2016年にAYAがん診療施設状況調査として全国の地域がん診療拠点・都道府県がん拠点・小児がん拠点・地域がん診療病院・特定領域がん診療拠点，総計433病院にアンケート調査を行い，施設状況調査（施設認定状況・専門医や専門職配置など）と同時に，その施設の2015年新規診断症例のがん登録情報を収集した。

今回対象とした433施設から回答を得た247施設の2015年診断AYA患者数は17,732人，解析対象にできたのは14,713人であった。

全がん患者数に対するAYA世代のがん罹患患者は，前述のがん情報サービス2013年情報から推計すると3.7％となる。世界的にもおよそ4％〜5％と

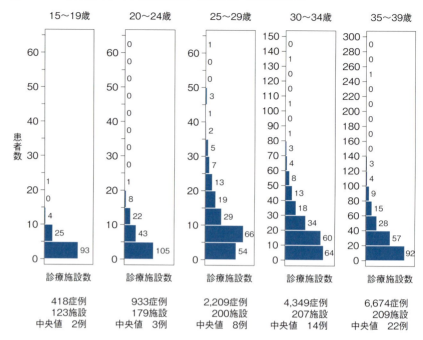

図1 AYA世代がん（年齢階級別，施設毎）患者数分布[1]

　いわれている[4,5)]。今回調査対象とした病院毎の患者数，2015年の新規診断症例，治療開始症例を集計すると，施設毎の全がん患者数の約4%であった。がん診療を積極的に行う病院とはいえ，患者頻度は病院種別毎に異なっていた。とくに25歳未満のA世代患者数は少なく，施設毎の患者数中央値は5例であった（図1）。

AYA世代がんの施設別診療規模——施設毎患者数に大きな差がある

　調査した全施設で施設毎の患者数を比較すると，AYA患者数は広く分布していた。A世代の2015年がん登録症例数は年間1施設あたり0例から51例に分布し，中央値は5例。YA世代では2例から452例に分布し，中央値43例であった。A世代を年間2例（施設毎A患者数分布の25%tile値）以下，診療していたA世代少数診療施設は54施設で全施設が総合病院であり，A世代患者全体の5.3%を診療していた。一方，11例（75%tile値）以上診療していたA世代多数診療施設は48施設で，大学病院32，がん専門病院6，総合病院10であり，全体の61.9%を診療していた。

　同様にYA世代では，施設毎YA患者数分布の25%tile値21例以下のYA世代少数診療施設は53，75%tile値85例以上のYA世代多数診療施設は51で，それぞれYA世代患者全体の5%，57.3%のYA患者を診療していた。患者数はAYA世代がん診療規模を表しているが，一方で人口が少ない地域では地域の中核として機能するがん診療の病院であっても，AYA世代がん患者数は必然的に少なくなる。またA世代診療規模とYA世代診療規模は，完全には一致せず図2の様な分布を示した[2)]。A世代とYA世代の診療規模がどち

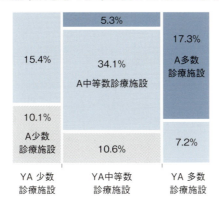

図2 AYA世代患者数診療規模による施設割合
（25歳未満患者の診療規模と25歳以上患者の診療規模の関係）[2]

25歳未満AYA患者の診療規模から3群（多数例・中等数・少数例診療施設）（色分け区分）に分類して色分けをし，それらの3群施設が25歳以上患者の診療規模（横軸区分）から3群のどこに分布するかを示した。
区分の中のパーセンテージは全診療施設に対する割合である。

らも少数例の施設は全体の10.1％，どちらの世代の診療規模も多数の施設は17.3％であった。A世代多数診療施設の多くは同時にYA世代多数診療施設である。

AYA診療施設の診療体制——専門職配置と施設認定は十分ではない

　班研究で行った診療施設の現況調査にて，専門職配置と施設認定状況を調査した。対象施設はがん診療の中核的な病院であるので，基本的な専門職配置や施設認定は取得されている。しかしA，YA世代ともに少数診療施設では小児血液がん専門医，緩和医療専門医，生殖医療専門医の配置施設はいずれも10％未満と不十分で，多数診療施設における配置率50～60％との差が明瞭であった。YA世代に多い乳がん，子宮頸がんに対応する専門医配置は，YA世代少数診療施設で専門医の配置が不十分であった。甲状腺がんに対応する甲状腺学会認定施設は，YA世代多数診療施設でも約40％とやや少ない。精神腫瘍医はすべての施設で不十分である。一方，脳神経外科専門医，整形外科専門医の配置はA，YA世代少数診療施設でも配置されていたが，脳神経外科，整形外科の診療領域は広く，この領域で腫瘍を専門とする医師の配置については評価ができない。妊孕性温存を担う産婦人科学会ART登録施設は，YA世代多数診療施設で約40％，少数施設では6％と少なかった。

A世代，とくに15～19歳のがん診療の現状と課題

　年代別がん種統計からA世代のがん種は血液リンパ系腫瘍が約30％と最も多く，次いで甲状腺がん，胚細胞性腫瘍（精巣がん・卵巣がん），骨軟部肉腫，脳腫瘍が多い。したがって，これらのがん種から想像されるA世代のがん診療を担っている診療科は，血液内科，内分泌科，泌尿器科，婦人

科，整形外科，脳神経外科であろう。小児内科と小児外科医は15〜19歳の血液リンパ系腫瘍を主に，胚細胞腫瘍，骨軟部肉腫の診療等にたずさわっていると想像されるが，小児内科，小児外科医を主な学会員とする日本小児血液・がん学会の疾患登録データによれば，彼らが新規に診断する15〜19歳の患者数は年間140〜150例に留まり，一方，全国がん登録から推計されるこの年齢帯の2013年がん患者数は864人であるから[3]，小児内科小児外科医の診療関与は限定的で，15〜19歳がん患者の80〜85%は成人診療科で診療されているのが日本の現状である。

　班研究で行った臨床腫瘍医を含めたがん専門医に対するアンケートでも，15〜19歳患者の新規患者診療経験は年間0人が約50%，5人まででも80%と極めて少数であった。つまり，15〜19歳がん患者のほとんどは，この年齢帯の患者に経験の少ない成人診療科が診療主体となっていると想像される。全疾患のAYA世代入院患者数が病院全体でもわずか6%であることも考慮すれば，小児診療と成人診療の狭間にあるA世代がん診療の改善には特別な方策が必要である。たとえば全人的医療の観点からこの世代のがん診療を診療科横断的にマネージメントできる医師や専門職の育成，診療施設として院内啓発，AYA世代がん支援体制の積極的な構築が必要であろう。またすでに臨床で実績のある緩和ケアチームや栄養サポートチーム等を参考にした，多職種によるAYAサポートチームを結成して診療権限を与え，AYA世代に対する積極的ながん診療活動を行うことが期待される。一方，中枢神経腫瘍や骨軟部肉腫など希少がんは，希少がん拠点病院に集約して，集中的にAYA世代対応の設備や専門職を配置することが有効であろう。

おわりに──YA世代のがん診療の現状と課題

　YA世代のがん種の特徴は，女性の乳がん，子宮頸がんがA世代から著しく増加し，成人5大がんも漸増し始めることである。がん診療の中核的な病院であっても，少数診療施設では乳腺専門医の配置は不十分であることはすでに述べた。また妊孕性温存を目指したART施設は，がん拠点病院には少なく，がん患者の妊孕性温存達成には病病連携による積極的で計画的な取組みが必要である。YA世代の子宮頸がんの約80%は上皮内がんである。YA世代少数診療施設であっても，子宮頸がん上皮内がんの診療機会は多い。上皮内がんは前がん状態，細胞異型性所見のみなど，医学的にはがんと見なさないとの意見もあろうが，患者への気遣いや支援は他のがん種と同様に十分に行われるべきである。YA世代の5大がん患者の診療が，多数の壮年者や高齢者のがん診療に埋もれないよう，少数のAYA世代がん患者に世代のニーズにあった診療が提供できるように，診療体制や病院機能を整えたい。

3 AYA世代の特徴

はじめに

　思春期・若年成人（Adolescents and Young Adults：AYA）世代は，生物学的，精神的，社会的に大きな変化を遂げる時期である。これら3つの要素がさまざまなバランスで発育・成長するために，個別性の高い集団といえる。

　AYA世代の特徴をとらえ，理解し対応しようと歩み寄っても，個々に異なる課題に直面させられるために，大人にとっては近寄りがたい存在である。

　AYA世代の多様性はどこからくるのかについて，生物学的，精神的，社会的な発達・成長の3つの視点から本項で述べる。

生物学的成長

　思春期における生物学的成長の特徴は，生殖器系の成熟である。まず外表の変化としての第二次性徴期が発現する。男性は筋肉量が増し，声変わり，陰毛の発生，ひげの発生，精通が起こり，男性らしい身体つきとなる。女性は乳腺の発育，陰毛の発生，初潮が初来し，女性らしい身体つきに変化していく。児童期からの自身の身体変化は，不安や恥じらいなどの反応を引き起こし，パーソナルな空間を必要とするようになる。また，性欲，攻撃衝動の高まりに伴い，これらの衝動のコントロールの難しさに戸惑い，自信と向き合う時期となる。

　若年成人期に入ると，身体機能として身に付いた生殖機能に，精神的・社会的成熟が加わり，次世代を担う子どもを授かり，育てるという責任を意識した行動が伴うようになる。

精神的発達

　基本的な信頼関係を基盤に養育者と一体化していた乳児期を経て，自分の意思を持ち，目的を達成する経験が自信となる時期が児童・学童期である。この時期に，批判や劣等感も経験しながら，最終的には自己肯定感を裏付ける成功体験を重ねて思春期を迎える。

　思春期は，エリクソンの発達理論（表1）においては青年期と呼ばれ，自我同一性の確立をはかることが課題となる時期である。学童期までに確立した価値観を基本として，社会の中での「自分は自分であるという感覚」を構成していく。共感性の高い仲間集団や，時にはそれ以外の集団に身を置き，自分は何者なのか，なんのために生きているのかを絶えず探し求める時期である。

　若年成人期に入ると，特定の対象者との親密性や連帯感を体験し，自己存在の意味をそこから見出す体験が大切な時期である。恋愛に代表される体験であるが，友人，会社，その他さまざまな場合に，相手を尊重したうえで，

表1　エリクソンによる心理・社会的発達段階表

年齢	時期	心理的課題	主な関係性	導かれる要素
生後～	乳児期	基本的信頼関係 vs. 不信	母親	希望
18ヶ月～	幼児期前期	自律性 vs. 恥，疑惑	両親	医師
3歳～	幼児期後期	積極性 vs. 罪悪感	家族	目的
5歳～	学童期	生産性 vs. 劣等感	地域，学校	自信
13歳～	青年期（思春期）	同一性 vs. 同一性の拡散	仲間 ロールモデル	誠実
20～39歳	成人期	親密性 vs. 孤独	友だち パートナー	愛
40～64歳	壮年期	生殖性 vs. 自己吸収	家族，同僚	配慮
65歳～	老年期	自己統合 vs. 絶望	人類	賢さ・英知

出典：アイデンティティとライフサイクル．E.H.エリクソン 著，西平直・中島由恵 訳，誠信書房

お互いに信頼・協力し合いながら，相互に満足させ合うことが親密性含まれる意味である。相手の善し悪しを含めた存在全体として受け止め，また自分の良い悪いも受け止めてもらう体験である。

　ここで大切なのは，思春期までの発達課題が達成されていることである。思春期に確立した自我が，所属する社会の中で実際に受け入れられ，役割を持ちその目的を果たす生活スタイルが継続されていないと，孤立や対象者との病的な関係性に陥ってしまう。

社会的発達

　AYA世代と養育者との関係が物理的にも精神的にもさらに離れ，家族から小集団，そして社会へと，主として存在する場所が移行していく。高校進学，大学進学，就職といった進路を考える時期である。

　また，思春期の自己価値観の確立の過程において，自我理想を求める時期でもあるので，既存の社会や価値観に批判的になり，自分自身の価値観を身につけようと思考錯誤を繰り返しながら，社会の構成員としての責任を果たす経験を重ねる。

　そして，結婚し家庭を持つという新しい小社会の基盤を築き，次世代を育てる責任を持つ，という時期を迎える。

　若年成人の精神的課題である親密性の課題達成の時期は，近年ますます個体差が大きくなっており，結婚し新しい家庭を形成する社会参加の時期は年齢の幅が非常に広くなっている。

AYA世代の自立と依存

　AYA世代の生物学的，精神的，社会的な特徴をこれまで述べてきた。これらを踏まえた共通課題に「自立と依存」がある。特に10代後半～20代は，養育者や指導者，支援者との「自立と依存」を行き来し，非常に不安定なために，自己中心的にみえるものである。この不安定感ゆえに適度な距離感をもって見守る存在が不可欠である。

　10～20代の若者が，さまざまな価値観を統合させて自我同一性を獲得す

る途上において，重篤な疾患を発症すると，彼らは，自己像の大きな変化を受容せざるを得ない状況に直面する。自己像の変化とは，疾患により容姿，機能，能力，他者との関係性など，価値観に影響するさまざまな要素の一部を喪失することにより余儀なくされる変化である。自我が確立していない精神発達途上のAYA世代が，がん患者という立場となり，これまでに出会わなかった価値観を見出し，取り入れ，新たな自己像として自我統一性を獲得する過程において，がん経験のないAYA世代以上に，不安定感が増すことは致し方ないかもしれない。

　この不安定感に対して，安易な支援ばかりを手厚くすることは，周囲への依存関係が深まり，疾患治癒後の自立に支障をきたす。健常AYA世代同様に適度な距離感が大切である。新たな価値観を見出し，これに拮抗するような発病前までの価値観との間で悩み，もがきながらがん患者としての新たな自己を統合していく体験が必要なのである。がん経験のないAYA世代が，発達過程において自己像のモデルや仲間集団を必要とするように，がん体験という稀有な体験をした同世代との出会いは，この精神的発達課題の達成のために有意義な対人関係を構築するものといえる。

　養育者，医療関係者などの支援者たちは，発達・成長を支持する視点での伴走者としての距離感が，AYA世代がん患者にとっては大切といえる。がん経験を踏まえた価値観が統合され，自己像が確立し，疾患に関わる自己管理と意志決定，それを行いながらの社会参加できることが彼らにとっての自立である。

生物学的・精神的・社会的多様性

　同じ年齢であっても，生物学的な生殖器の成長段階，精神的発達課題の達成度，社会性獲得の程度がそれぞれ異なり，そのバランスによって直面する問題はさまざまである。特にAYA世代前半は，依然として養育者の影響を受けている時期でもあるので，養育者の資質により，問題がさらに複雑にみえる場合がある。それぞれの因子について情報収集や評価を行うことで，多様性のある1人ひとりの理解が可能となる。

スピリチュアルケア

　"スピリチュアリティ"とはさまざまな解釈がなされており，医療者それぞれが同一の理解でケアに取り組んでいるかどうかは難しい。たとえばWHO[1]では，「スピリチュアルとは，人間として生きることに関連した経験的一側面であり，身体感覚的な現象を超越して得た体験を表す言葉である。多くの人々にとって，「生きていること」が持つスピリチュアルな側面には宗教的な因子が含まれているが，「スピリチュアル」は「宗教的」とは同じ意味ではない。スピリチュアルな因子は，身体的，心理的，社会的因子を包含した，人間の生の全体像を構成する一因子とみることができ，生きている意味や目的についての関心や懸念と関わっている場合が多い」と記しているが，日本では多様な立場の見解の相違から，一定の定義に至っていないのが

現状である。

　自我の確立途上の思春期や，発達課題をクリアして間もない若者たちは，疾患の有無を問わず自分らしい価値観を摸索し，もがいている存在である。成熟した成人期以上にAYA世代は，生きる意味や目的について思考錯誤している時期であるから，スピリチュアルケアは，彼らにとって重要なトータルケアの要素である。

　つまり，AYA世代のトータルケアは，疾患を抱えた患者のケアではなく，まず，懸命に生きている一人の人を支援する視点が最も大切で，これがスピリチュアルケアといえよう。

おわりに

　以上に述べたようにAYA世代は，自立と依存の間を揺れ動くために，一貫性のない彼らを理解することが困難な存在といえよう。そして，医療者のサポートがゆき届きすぎて，AYA世代の心理社会的な発達を滞らせてはならない。

　また，AYA世代の発達課題を達成するには，乳幼児期，学童期の発達が基盤になることは言うまでもない。本書が対象とするAYA世代がん患者に対峙する場合，がんに罹患する以前までの発達段階が達成できないまま，AYA世代を迎えていた場合には，その支援はさらに困難を極めるだろう。場合によっては，患者本人と養育者との生活歴や患者の発達歴をひも解くと，現状の理解につながることもある。

　いずれにせよ，AYA世代がん患者の診療においては，患者のアイデンティティの成熟に応じて，「患者－家族－医療者－所属社会」との関係を臨機応変に変容させていくことが必要である。

　そして最後に，AYA世代がん患者と向き合う際にまず大切なことは，"患者"としてではなく，多様性に富む"人"としての存在を尊重することであることを忘れないでいただきたい。

4 AYAがん患者のニーズ

はじめに

　AYA世代は精神的，社会的，経済的自立に向けて，活動的で，変化が大きいライフステージである。この世代は一般的に最も死亡リスクが低い年齢層にあり，この世代でがんに罹患し，ライフプランを見直さざるを得なくなる患者が経験する精神心理的苦痛の大きさは想像に難くない。一方，同じAYA世代，同じ年齢であっても，自立の度合い，家庭や社会における役割や環境，経済的状況，ライフプランは患者それぞれで異なる。AYA世代の一般的なニーズについて理解した上で，現場においては，個々の患者のニーズに応じたきめ細かな対応を行うことを考える。

国内のAYA世代のがん患者の悩みと情報・相談ニーズ
——実態調査の結果から

　2015年，がん対策推進協議会は，がん対策加速プランへの提言の中で，ライフステージに毎に異なる身体的問題・精神心理的問題，社会的問題を明らかにした上で，とくにそれぞれのライフステージに応じたがん対策を充実させていくことを提言した[1]。これに対応し，国内では2016年に「総合的な思春期・若年成人（AYA）世代のがん対策のあり方に関する研究」班が，「現在治療中のAYA世代患者および治療を終了して1年以上経過したがん経験者」を対象にした包括的なアンケート調査を行った[2]。本調査における患者，がん経験者の悩みの上位項目を（表1）に示す。

　治療中のがん患者の悩みで最も多いものは，「今後の自分の将来のこと」であった。これらは同時に行った健康なAYA世代の悩みの上位項目と全く同じであり，がんの罹患の有無に関わらずこの世代の人が共有する悩みであるともいえるが，生死に関わり，かつ治療による身体的影響が少なくないがんに罹患した患者の悩みは，健康人のそれとは異質で，より切実なものであると考えられる。「仕事のこと」「経済的なこと」がそれに続き，がん罹患による生活者としてのAYA世代のがん患者の苦悩が浮かび上がる。

　当然AYA世代の中でも，年代によってその悩みは異なる。思春期世代（15〜19歳）においては学業に関することが上位に入り，「不妊治療や生殖機能に関する問題（将来，自分の子どもをもつこと）」は家族形成期にある25歳以上において上位に入った。生殖機能に関する問題は，健康なAYA世代では下位であったが，がん経験者においてはさらに上位になる。がん治療による妊孕性への影響が不可逆である可能性があることを考慮すると，がん診断時より適切な情報提供と支援が必要となることが示唆される。

　悩みの各項目について，情報や相談のニーズの有無を尋ねたところ，全項目の約20%以上の患者が情報や相談のニーズがあり，とくに診断・治療のこと，後遺症・合併症のことでは9割を超える患者に情報ニーズが，80〜

表1　AYA世代がん患者，がん経験者，健康AYAの悩み　上位10項目[2]

順位	治療中のがん患者 (n=207)	がん経験者 (n=136)	健康AYA (n=200)
1	今後の自分の将来のこと	今後の自分の将来のこと	今後の自分の将来のこと
2	仕事のこと	不妊治療や生殖機能に関する問題	仕事のこと
3	経済的なこと	仕事のこと	経済的なこと
4	診断・治療のこと	後遺症・合併症のこと	健康のこと
5	不妊治療や生殖機能に関する問題	体力の維持・または運動すること	学業のこと
6	家族の将来のこと	がんの遺伝の可能性について	家族・友人など周囲の人との関係のこと
7	後遺症・合併症のこと	結婚のこと	体力の維持，または運動すること
8	生き方・死に方	生き方・死に方	容姿のこと
9	容姿のこと	容姿のこと	家族の将来のこと
10	がんの遺伝の可能性について	経済的なこと	自分らしさ

＊AYA世代は15～39歳と定義した
＊「がん患者」は調査時に医療機関においてがん治療中もしくはがん治療を終了して1年以内の人，「がん経験者」はがん治療を終了して1年以上が経過した人，「健康AYA」はがん罹患経験のない人
＊がん患者，がん経験者には，「その他」を含む23項目より上位5項目を選択。健康AYAはがん患者・がん経験者の選択項目より疾患・治療に関連する5項目を除く18項目のうち上位5項目を選択。各項目の選択度数の多い順に表を作成した。

90％の患者に相談ニーズがあり，経済的なことに関する情報・相談のニーズがこれに続いた。さらに各項目の情報と相談のニーズが充足していない割合はそれぞれ15％～78％，29％～75％と，項目による差はあるものの，充足する工夫が必要であることが示唆された。

海外からの報告

　AYA世代のがん患者に関するニーズの研究報告は，米国の The Institute of Medicine による国のがん対策フォーラムが行われた2006年頃から急速に増加している。

　2007～2009年米国で行われたがん診断後6～14カ月の15～39歳のがん患者を対象としたAYA HOPE Study（n=484）では，約3分の2の患者が中等度以上の情報に関するアンメットニーズを，約3分の1の患者が支援に関するアンメットニーズを抱えていた。支援に関するアンメットニーズの中では，経済面，メンタルヘルス，サポートグループに関することが最も多かったと報告されている。この研究によると，情報に関するアンメットニーズは健康関連Quality of Life（HRQOL）に影響し[3]，支援に関するアンメットニーズは，HRQOLに加え，疲労，身体・感情・社会的な機能にも関連していた[4]。

求められる対策

　米国のLIVESTRONGが2010年に行った調査では，がん治療後のフォロ

ーアップ等に関する具体的なケアプランを文書で示すことで，AYA世代のがん患者のアンメットニーズを充足できる可能性が示唆されている 。また，北米と英国のAYAがん患者の支援団体が参加するThe Young Adult Alliance（www.criticalmass.org）のエキスパートを対象としたデルファイ調査では，ヘルスケアシステムに関するナビゲーションの不在，AYA世代の支援プログラムの不在，AYA世代のがん患者がコミュニティから疎外されていることなどがAYA世代のがん患者のケアの障害となっており，経済的な支援，カウンセリング，医療従事者からの情報提供，AYA世代の患者をつなぐSNSやロールモデルが役立つと考えられている[6]。1990年〜2015年にかけて報告された15〜30歳のAYA世代の患者のニーズに関する39の文献を検討したシステマティック・レビューでも，年齢に応じた情報提供，心理面でのサポートとピアとの交流の必要性が指摘されている[7]。

　このようにAYA世代のアンメットニーズの解消には，今後の見通しや支援に関する情報提供，活用可能な制度についてのナビゲーション，心理支援，ピアサポートなどが重要と考えられる。ただし，今までの報告は，研究対象となったAYA世代の年齢，がん診断後の経過年数にばらつきがあり，がん種別の検討や，縦断研究が乏しいなどの問題があるので[7]，きめ細やかに対応していくためには，世代，がん腫，ニーズ毎にさらなる検討が必要である。また，報告は少ないが，AYA世代のがん患者を取り巻く家族やコミュニティのニーズについても支援の方法を検討していく必要がある。

おわりに──AYA世代のアンメットニーズを充足するための次のステップ

　AYA世代のがん患者の支援で問題となるのはその希少性である。2012年の地域がん登録の推計によると，15歳以上39歳以下のAYA世代のがん罹患数は約36,000人（上皮内がんを除くと21,000人）であり，その全がん患者に占める割合は3.8％と少ない。個々の医療機関，医療従事者がAYA世代のがん患者のニーズに特化した情報や支援経験を蓄積するのが困難な状況にあり，AYA世代のがん患者の必要とする情報や相談支援の窓口を集約化するとともに，インターネットによる情報発信や相談の仕組みや，地域における相談支援のネットワークを構築するなどの工夫が求められる。

　ピアサポートは，当事者にしかわかりにくい悩みを共有したり，ロールモデルを見つけたりするのに有用であると考えられる。しかし，学生・社会人の場合，日中に活動することの多い患者会や患者サロンには参加しづらく，参加者の年齢層が異なるとAYA世代特有の悩みを共有できないなどの問題がある。またAYA世代のがん患者は少ないため，AYA世代に特化した患者会を地域レベルで構成するのは困難であり，インターネットやSNSを活用した患者同士の交流の推進は妥当な方向性であると思われる。ただし，インターネットやSNSで一般に起こり得る問題（裏付けの乏しい情報，商業的な情報，炎上など）に対策を講ずる必要があり，AYA世代のがん患者の

特性を理解した医療従事者や，がんに関する基本知識をもちピアサポートの訓練を受けたファシリテーターによる支援が重要となると思われる。

5 AYAがん患者支援におけるチーム医療

はじめに——AYA世代がんの支援には多職種チームが必要

　AYA世代がんは，医療面だけではなく，支援の要素が大きいことが特徴である．支援の中には，入院治療や外来治療そのものに対する支援のみならず，治療後の支援も，かなりのウエイトを占める．さらに，成長発達途上にあるAYA世代のがん患者の抱える問題は多様であり，それだけ支援の内容も多岐にわたる．そのためにも，診断時から治療後に至るまで，多職種連携によるシームレスな支援体制の構築が重要である．

　AYA世代がんの多職種連携には，医療そのものを行い支えるチームと，患者の療養面での支援を行うチームと，コミュニティから患者を支えるチームとの有機的な結びつきが必要である[1]（図1）．それぞれのチーム，ニーズによって，主体となるキーパーソンが存在し，連携を形成する．小児がんの多職種連携と大きく異なるのは，支援の手を「差し伸べる」だけではなく，AYA世代がん患者が支援の輪の一部を担いながら，多職種連携を推進することであろう．

　コミュニティから患者を支えるチームの中心となるのは，ピアサポートや患者会の存在であり，この点が，小児がんに対する支援と比較して，AYA世代がんに対する支援との最も大きな違いとなる．もちろん，小児がん経験者が成長してAYA世代となったときには，自身がピアとなるという自覚が

図1　AYA世代がんサポートチームは多職種の連携が必要

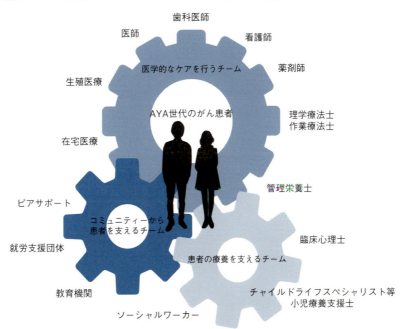

必要となるので，結局のところは，小児がんとAYA世代がんに共通する話なのかもしれない。

　ただ，自施設単独では，AYA世代がんの支援に対するリソースが限られている場合が多いことが問題となるであろう。そのため，ピアサポート，生殖医療，教育機関，就労支援団体，在宅医療など外部機関との連携が重要であることも，AYA世代がんの支援の特徴と考えられる。平成28年12月に改正された「がん対策基本法」の第二十条，第二十一条で，がん患者の雇用の継続（AYA世代のがん患者の場合は，円滑な就職），がん患者における学習と治療との両立について記載された。就労と教育に対する支援は，小児がん，AYA世代がんに共通する課題である。

AYA世代がんの医療の連携

　AYA世代がん患者における医療支援を考えた場合，そこには，AYA世代に発症するがんが「多様」であることが大きな問題となっていることに気づく。とくに，医療に関しては，診療科が複数科にわたることが問題であり，主治医となる診療科が不明確であることの弊害が大きい。

　AYA世代のがんは，私案であるが，大きく以下の5つに分類されると考えられる。

1）白血病やリンパ腫など小児科，内科に共通な疾患
2）骨軟部腫瘍，脳腫瘍など外科系診療科がメインである疾患
3）胃がん，大腸がん，乳がん，卵巣がん，子宮がんなど成人に比較的多く認められるがん
4）希少がんで，発症部位や診断名が多岐にわたるもの
5）小児がん経験者の二次がんとして発症するAYA世代のがん

　5）の小児がん経験者の二次がんに関しては，発症する部位によって，1）〜4）に割り振られるため，ここでの議論は割愛する。1）と3）に関しては，主たる診療科が比較的はっきりしているため，チーム医療は主治医の判断のもと，医療に必要な診療科を巻き込むことで完結すると考えられる。他科との連携のみならず，白血病・リンパ腫診療に関しては，小児科と血液内科の連携が非常に重要である。たとえば，AYA発症の急性リンパ性白血病の成績は，小児のプロトコールで行った方が成績のよいことが報告されている[24]ため，小児科と血液内科での風通しのよさが，治療成績向上に直結することになる。

　2）の外科系診療科では，内分泌の問題など純粋に内科系診療科が関わる部分との連携をよくすることで，チーム医療は順調に運営される。ただし，役割分担が細分化されている現代において，外科系診療科が化学療法まで担当することに関しては，専門性という課題もあるかもしれない。化学療法は，やはり内科系診療科が担当する方が，結果的にスムーズなチーム医療に

つながるのではないかと個人的に考えるからである。逆に，化学療法を必要
としない脳腫瘍の場合，主治医を決定することが困難な場合がある。たとえ
ば，基本的に良性腫瘍である頭蓋咽頭腫の主治医が，脳神経外科医となるの
か，内分泌科医になるかも，非常に大きな課題である。その疾患の長期的な
経過を勘案して，主治医を決定していく必要がある。

4）に関しても同様の課題を抱える。たとえば，腹部に発症したAYA世
代の横紋筋肉腫を系統的に診療することを考えた場合，消化器外科，消化器
内科の診療でよいのか，もともと筋肉にできる腫瘍なので整形外科が主科と
なるのか，化学療法に習熟した血液内科が化学療法を担当するのか，総合診
療科なのか，そのあたりの区分が非常に難しいものになっている。臓器別に
細分化された成人診療科において，主体となって診療する対応科が見つから
ない場合も多いことが問題である。

その点，"小児がん"の場合は，主治医という観点では比較的すっきりし
ていると考えられる。小児科という診療科は，もともと臓器別に細分化され
ていないことが多く，小児科の中で血液・腫瘍を診療する科（小児血液・腫
瘍科）の位置づけは，単に血液疾患，腫瘍疾患を診療する科という位置づけ
ではなく，化学療法を行う診療科であり，総合的に診療する科という意味づ
けが強くなっている。そのため，外科的治療が必要な場合にそれぞれの外科
系診療科に転科するが，フォローアップを含め総合的には小児血液・腫瘍科
が主体となって診療する場合が多く，チーム医療に関しては，比較的円滑に
運用されていると考えられる。

以上，AYA世代のがんを分類し，主治医という観点でチーム医療を考え
てきたが，どのAYA世代のがん治療にもいえることとして，歯科との連携
は必ず考えるべきである[5]。抗がん剤の中には副作用として口腔粘膜障害を
起こしやすい薬剤があり，頭頸部の放射線治療によっても口腔粘膜障害をき
たす。口腔粘膜障害のみならず齲歯に伴う口腔内感染症が，全身感染症につ
ながることもあり，日常からの口腔ケアとして歯科の早期介入が非常に重要
な位置を占める。さらに，小児がん経験者の二次がんを考えた場合，幼少児
の治療によって，矮小歯や歯根部の発育不全，永久歯の消失などをきたして
いる場合も多く，安易に通常の歯科治療を行うことで問題が生じる可能性も
あり，注意が必要である。

おわりに──AYA世代がんの長期フォローアップにおける連携

AYA世代のがんが治癒したあとも，様々な合併症や二次がんのリスクに
さらされることになる。この点においては，小児がんと同様の課題を抱えて
いる。この長期フォローアップの体制として，造血細胞移植後のフォローア
ップ外来が1つのモデルになると考えられる。チーム医療として，移植後の
患者に対して，医師，看護師，薬剤師等が共同して計画的な医学管理を継続
して行った場合に，移植後患者指導管理料を算定できる。移植後の外来診療
は，医師のみでは成り立たないことを医療制度から支持していると考えられ

る。さらに，造血幹細胞移植相談支援センター（仮称）を設置することで，移植後患者や地域の移植非専門医（開業医など）の相談窓口のみならず，移植予定の患者，各種研修などを希望する医療従事者，造血細胞移植コーディネーター（HCTC：Hematopoietic Cell Transplant Coordinator）の情報などについても情報提供する窓口となることを目指している。この動きも，AYA世代のがんの長期フォローアップ体制が見倣うべきものであり，AYA世代のがんに対する理解の拡充に結びつけるものであろう。

《COLUMN》

「小児がんにおける多職種連携」

国立成育医療研究センターでは，2016年9月に小児がんセンター，麻酔科，こころの診療部，総合診療部緩和ケア科，歯科医師，緩和ケア認定看護師，病棟看護師，薬剤師，ソーシャルワーカー，リハビリテーション科，栄養管理部，保育士，チャイルドライフスペシャリスト，分教室教諭ほか，小児がん診療に関わるすべての診療科および職種からなる"子どもサポートチーム"を発足させた。子どもサポートチーム"は，基本的に，小児がんセンターに入院し集学的治療を行う全症例を対象とし，全例の情報共有を行うカンファレンスと，心理社会的課題を取り上げるカンファレンスを毎週行っている。さらに，必要に応じて復学支援カンファレンスなど症例毎の個別カンファレンスも随時開催している。その守備範囲は，小児がん患者の全人的なサポート体制を提供するチームとなりつつある。

以前は，患者の状態に応じて，必要な部署がそのつど対処してきたが，このチームが発足したことにより，新入院患者の情報共有が迅速となった。栄養士，リハビリ科，薬剤師は入院初期から全例に支援できるようになり，食事内容の工夫や治療前，治療中のリハビリテーション介入，薬剤投与指導などが円滑にできるようになった。また心理士，こころの診療部が早期から関わることで家族との関係を構築しやすくなり，心理社会的問題が生じた際の支援が迅速に行われることとなった。問題が出てからの対応ではなく，最初から"こどもサポートチーム"が関与することで，患者状態に対する理解度が深まったと考えられた。

おそらく，AYA世代がん患者の多職種連携の1つのモデルとして，"こどもサポートチーム"のような多職種による早期の介入が必要となるであろう。

国立研究開発法人 国立成育医療研究センター 小児がんセンター
松本 公一

6-1 医師に必要なスキル

はじめに

　小児期と成人期の間に位置するAYA世代がん患者は，疫学上，腫瘍生物学上のみならず，精神・身体的にも，また，社会的にも，小児期及び成人期とは異なる特徴や問題点を有している。このような特徴，問題を解決しながら診療するためには，疾患治療のみならず，AYA患者を多方面からサポートすることが必要となる。すなわち，院内にとどまらず，院外の様々なリソースを利用し，multidisciplinaryな（多元的・総合的）診療することが重要である。AYA世代がん患者を診療する医師には，その体制整備や，患者が抱える問題点を解決する司令塔としてのリーダーシップが求められる[1-3]。

　本項では，医師に必要なスキルと役割を総論的に述べる。必要に応じて，それに対応する各論を参照されたい。

AYA世代がんへの理解

　AYA世代がん患者を適切に診療するためには，AYA世代がんの疫学，生物学的・遺伝学的特徴，生理学的，身体的特徴を理解し，急性毒性のみならず，妊孕性を含めた晩期毒性を考慮した至適な治療レジメンを選択することが必要となる。疾患を治すことのみならず，患者の抱える問題点を多方面から解決することが求められる。

傾　聴

　個々のAYA世代がん患者の問題点を把握することが第一歩となる。そのためには，患者が抱える問題点への傾聴が必要となる。AYA世代がん患者は医療従事者に自分が抱える問題や悩みを話したいと思っている一方，AYA世代患者，とくにA世代患者では，医師の年齢の差，立場の違いから躊躇してしまうといわれている。話しやすい環境づくり，十分な時間をとることに加えて，看護師やソーシャルワーカーなど医療従事者からのアプローチも必要となる。患者の傾聴のみならず，医療スタッフにも耳を傾けることが重要となる。

体制整備と連携

　様々な問題を抱えるAYA世代がん患者の問題点を解決するために，他職種が関与した体制づくりが必要となる。AYA世代がんに対応する部門整備が理想的であるが，チームとしての対応が現実的である。AYA世代がん患者が来院した場合，早期から医師のみならず，他職種が関与しながら診療する体制を確立する。

　チームの要として医師が果たす役割は大きい。スタッフの声への傾聴，役割の指示，連携の調整，領域や職種を越えた問題解決の調整などが求められる。

　また，院内で「可能なこと」「可能でないこと」を明確にして，可能でな

い場合は，他の医療機関や外部の様々な支援団体・支援職との連携体制を構築する。

AYA世代がんの認知と理解のための院内教育の機会や院外教育の情報の提供も必要である。

倫理的配慮および心理的・社会的支援

精神的・経済的に親から十分独立していない状況での説明や，同意への配慮が必要となる。知性面からは病気を理解できる段階に達しているが，心理的・感情的にはまだ十分には発達していない特異な時期であることを理解し，心理的に支援することが必要である。

病気や治療への不安，副作用によるストレス，外見の変化（脱毛や色素沈着など）などの精神的なストレス，家族の問題（親子，同胞），社会的な問題（就学，友人，仕事・職場，経済的な負担），将来への不安（進学，就労，結婚，出産，晩期障害など）など様々なストレスを抱えていることを理解する必要がある。これらを解決するためには，就学・就労への支援，経済的負担の軽減ための社会資源の利用に関する情報提供などの幅広い支援が必要である。また，AYA世代がん患者同士のピアサポートの場や，年齢に特化した情報を提供することも必要である。

緩和ケア

いうまでもなく，AYA世代がんの診療においても，診療の早期からAYA世代がん患者の特徴に配慮した緩和ケアを取り入れることが重要である。また，末期医療を適切に提供することも重要となる。

おわりに

AYA世代がん患者が抱える問題を解決するためには，多元的・総合的なアプローチと支援が必須である。医師はそのための司令塔としてのリーダーシップが求められる。

6-2 看護師に求められる視点

はじめに

　思春期・若年成人期の看護は，他の年齢層と比較して特別な配慮を必要としている。それは進学・就職・結婚・第1子誕生など，人生で最も夢や希望にあふれたかけがえのない時に，それらを奪うがんの発症と治療生活が重なるからである。

診断時からの「生きる意味」に対する支援

【がん診断に関わる若者の体験】小児では親が異変に気づけばすぐに受診に結びつくが，思春期・若年成人では症状が自覚されてから受診に至るまで，小児の3倍近い日数を要することが報告されている[1]。加えて，この世代のがんに関する専門医の不足から，医療機関を受診しても確定診断に至るまでにさらに時間がかかることが報告されている[1]。診断名に対するショックや，未来を奪われたという絶望感に加え，多くの患者は複数の医療機関でも診断がつかず，長く不安な日々を過ごしてきている。

　訴えをないがしろにされたり，誤診，重複検査，的外れな治療等の数々の経験から，医療者に対するぬぐいがたい不信感や行き場のない怒り，「もっと早く○○をしていれば」などの後悔・無念の感情が渦巻いている場合もある。入院時は，身体的苦痛や不安の緩和はもちろんのこと，診断に至るまでの経過を十分に聞き取り，普通の若者であった患者がどのような経験をして入院に至ったのかを理解することが重要である。

【診断時からの心理面へのケアのポイント】診断がついたことによる安心感を保証し，これまでの体験を浄化・整理するような心理面・精神面の関わりが必要である。「がん」という診断だけでも，若者は激しいショックを受けている。一見，淡々としている患者であっても傷つき，ショックそのものを自分から目をそらし，無理やり治療に気持ちを向けようとしている可能性がある。「今は治療に目を向けて」「頑張ろう」などの言葉が，本当に患者にとって励ましとなるのかよく吟味する必要がある。まずは「初回外泊が何時なのか」など，具体的な生活の見通しに関して，希望がもてるような説明が必要である。

コミュニケーション

【言動・反応の根底にあるもの】医療従事者にとっては終わりのみえているプロトコールであっても，患者にとっては普通の生活が中断されること自体が「人生の終わり」や「魂の死」と同じであり，耐えがたい苦痛である。思春期・若年成人期の患者は，フラストレーションのはけ口として看護師に対して攻撃的であったり，取り付く島のない対応をする場合もある。とくに思春期・若年成人期と年齢の近い新人から中堅の看護師にとっては，大きなストレスを感じる対象となる場合もある。

まずは，思春期・若年成人期は人格形成途上であり，精神的に脆弱な時期に，自分に向き合い，存在の意味も模索している若者であることを十分理解することが重要である。そしてそのような辛く苦しい戦いの中で，若者らしい恋・性・愛に関わる人間関係をどう支えるかが，看護の基盤となることを忘れてはならない。

【スピリチュアルな問いについて】思春期・若年成人期世代の患者は，がんの発症そのものが「業が災いした」「○○してきた罰」「長年にわたる○○（生活習慣）がいけなかった」など，成人・高齢者のように思い当たるものが見つかりにくく，「なぜ私が？」という大きな問いに対する答えを探そうとし，混乱の中にいる。このとき，医療従事者が安易に答えを与えたり，意味づけしようとすれば，拒否感情や反発を誘発する。問いに対する答えはおそらく患者が一生かかって探さねばならないほど大きなものであり，「若者であっても宗教家の助けが必要であること」を医療者従事が認める必要がある。また，患者自身がその意味を自分の力で見出すことができるように支える存在になるためには，患者がどれほどの苦しみを体験しているかを理解することから始める必要がある。

【夢と希望を維持するために】看護師は治療生活全般を通じて常に，患者が若者として一番大切に考えているものが，治療生活とどのように両立できるのかをともに考える必要がある。若者を若者らしくしているものは，人生に関する夢と希望である。これらは予後不良の患者であっても重要なものとなる。

　夢や希望を維持するもののうち，人間関係はとくに重要な関心事となっている。10代早期から高校生の年代は「自分と近い趣味や考えをもった親友」が，高校生から20代前半にかけては「性も含む親密なパートナーとの関係性」が重要となる。10代早期から20代前半の世代の患者にとっては，親よりも友人・パートナーの存在が，生きる支えになる。その一方，この年代特有のナルシズムゆえに，がんは若者にとっては受け入れがたく，自己イメージを著しく傷つける。健康な自分のままのメンタルイメージを友人・パートナーなど重要な人々の心の中に保つため，見舞いなどを一切断るなどして現実世界での人間関係を絶ち，SNSやメールなどのやりとりだけをしている場合もある。しかしこれらの二次元世界でのつながりは，患者にとっては欠かせないものではあるものの，自分を必要以上によく見せようとしたり，弱みを見せられないなど，かえって精神的な負担となることもある。

　患者は常に，友人やパートナーとの関係性をどのように維持してゆくのか，そのために，病気について「いつ，誰と，なにを，どのような形」で共有すればよいのか思い悩んでいる。このような悩みは，退院・復学後等の人間関係や治療意欲に大きく影響する。普通の高校生・大学生である患者と，入院・闘病生活の有様を共有し，そして何より，病気・治療など専門知識もある看護師がよい相談相手になれるであろう。

【仲間との出会い】看護師よりもさらによい相談相手は，同世代のがん患者・サバイバーである。精神的支援や治療・社会生活のアドバイスなどを得るだけでなく，何よりも自分1人ではないという思いが大きな支えとなる。入院中に同病患者と出会いの場をつくることも重要であるが，その仲間の病状悪化時などには逆に激しい落ち込みとなる場合もある。いずれにしろ，出会いの場をつくるだけで終わらず，どのような話がなされたのか，感想を聞き，出会いの意味を共有することが重要である。

　近年は，思春期・若年成人期世代の患者会やイベント，ピアサポートプログラムが多数存在し，その存在意義の大きさは計り知れない。しかし現状は，多くの患者が自力でインターネット等を通じて情報収集し，これらの会に参加している。思春期・若年成人期世代の患者は，同世代の患者と共に治療することが望ましいといわれている[2]。それが物理的・医療経済的に難しいのであれば，看護師はせめて患者会等の存在を適切な時期に知らせ，ピアサポートを受けられるように配慮すべきである。

治療に関する意思決定支援

　思春期・若年成人期世代は意思決定能力そのものも発達段階の途上であり，親や主治医の影響が大きい。また，20代であっても，学生などで経済的に独立していない場合は，親の権限が強く，肝心な意思決定場面でも親の意見が子どもよりも強いこともある。子どもである患者本人の意思が尊重されるように，常に配慮が必要である。

【治験に関するICの問題】米国がん治療プロトコールのうち，約97％は思春期・若年成人期発症の患者は適応外であることが明記されている[3]。つまり，小児あるいは成人型のプロトコールを事例毎に修正した形で治療を行う形となる。症例数が少ないために臨床試験そのものが存在しないがん種が多いこと，臨床試験があってもそれを実施できる医療機関で治療を受けていないことも指摘されている[4]。さらに臨床試験に関する説明文書・同意書は，成人患者あるいは小児の保護者を対象としており，とくに狭間の年齢である10代後半の患者が読むことは想定されていない。奏効率・死亡率・治癒の可能性に関する情報が，どのような影響を及ぼすのかは計り知れない。10代後半の患者には，口頭での補足説明の仕方や，心理的な支援も含め事前に多職種チームと共に十分検討してからインフォームド・コンセント（IC）を行う必要がある。

【親・保護者によるICの問題】思春期・若年成人期は，一生のうちでも体力や身体能力の面でも最もピークを迎える時期であり，身体的な負荷の大きな治療でも耐え得る体力がある。難治性・予後不良の場合は，病状が進行する度に標準プロトコールに修正が加えられ，新薬等が加わり実験的要素が強くなる。患者の反応を間近に見る看護師であれば，倫理的な疑問をもたざるを得ないような葛藤体験をもつ事例も少なくない。

　これ以上治療法がないという段階になっても，痛みの緩和などのQOLよ

りも，少しでも生存する期間を長くすることに賭け，親が「治療を続けること」に固執する場合がある。日々の治療生活の中で，患者の言動反応から，言葉に出さずともどのような生活・人生を送りたいかについては，看護師は多くの情報をもっている。現在の治療が，本人にとってどのような意味があるのかについて常に意識し，意思決定の際には，患者の代弁者となることも求められている。

【意思決定に関する親・保護者への看護】年齢相応の社会性や自律性の高い患者であっても，親・保護者が患者本人の代わりとなって意思決定を行おうとする場合がある。単に過保護というのではなく，親として何もしてやれないという強い罪責感が原因となっている。親にとっては子どもがいくつになっても子どもであり，困難な意思決定になるほど，本人の代わりに引き受けようとする。そのために，本人と親との意見が正反対となることもある。

　看護師は，そのような状況になる前に，親と患者，そして患者本人の意思を尊重しようとする医療者（看護師も含む）との対立関係を避けるように調整しなくてはならない。患者になり代わって意思決定の主導権に固執する場合，それ以外の親役割がすべて奪われていることもある。親に最も安心してもらうためには，親が親としての役割を果たせていると実感できるようにすることが重要である。患者の病状，治療方針だけでなく，第三者からはわかりにくい痛みや症状，さらには患者にとって必要なこと，大切にしていることについても，親と共有し，子どもの年齢相応の適切な親子の関係性や距離を保てるよう，支援する必要がある。

【精子保存等に関する意思決定と看護】まず，患者自身が将来子どもを育てる自分像をもっていることが前提となる。思春期は直線的思考を残しており，「がん」という言葉だけで絶望している場合もある。生殖医療を受ける必要性だけを説明するのではなく，どのように困難を乗り越えられるのかについて，ともに考える姿勢が重要である。

　一方，親が同意していても，精子保存等の方法を聞くだけで，羞恥心や抵抗感をもち，拒否する場合もある。その根底に，自分の未来を信じられず，精子保存をする意味を見出せない場合もある。説明の内容，方法，具体的な治療等について，患者の意向や思いを尊重するだけでなく，羞恥心に対してどのような配慮が必要なのか，また将来に絶望していないかなども含め，言動反応を注意深く観察する必要がある。

性機能障害の早期発見

　思春期・若年成人期は性成熟だけでなく，性に関するアイデンティティ形成の重要な時期にある。性は人格の根幹を形成しているものであり，性に関わる後遺障害はその人の存在の意味そのものに関わる重大な問題となる。性・生殖機能に与える後遺障害には，妊孕性の問題だけでなく，男性では勃起不全，精子逆流症などの機能障害，女性の場合には，腟の乾燥や瘢痕化など，パートナーとの具体的な性行為がなくても苦痛を伴うものもある。加え

て性ホルモンの分泌能低下による全身性の症状など，本人にしかわからない
問題も多い。

　具体的な相談の際には，羞恥心に十分考慮し，同性の看護師が対応する，
個室で話を聞くなどの十分な配慮が求められる。多くの患者は性の問題につ
いて，医療者従事に相談してもよいことなのかがわからず，口に出せずにい
る場合も多い。そしてそれは解決や治療法に結びつかなければ，開示したこ
と自体も後悔することになりかねない。したがって，聞くだけで看護が終わ
ってしまうことのないよう，看護師自身が問題をどの専門職とどのような形
で共有すればよいのかについて，あらかじめ熟知しておくことが必要とな
る。

アドヒアランス・治療拒否および脱落の予防

　若年がん患者・サバイバーの拒薬・棄薬に加え，通院拒否・脱落の問題
は，生命の危険にもつながる重大な看護上の課題である。病識は最も重要な
要因であるが，「自分だけは死なない」等の自己中心的思考は思春期・若年
成人患者の特徴であり，病識やセルフケアの重要性に関する意識づけは難し
い。せっかく臨床試験に参加しても，とくに外来等での経口薬による治療な
どでは，劇的な改善を実感できなければ容易に脱落する可能性が高い。副作
用が容姿や，社会生活や人間関係に影響を及ぼす場合はなおさらである。る
い痩・肥満，脱毛・多毛，変色などの目に見える副作用だけでなく，慢性疼
痛や倦怠感も若者らしくエネルギッシュに活動することを妨げ，ノンアドヒ
アランスを誘発する大きな要因である。また，言葉として表現されることは
少ないものの，①普通の若者であることと治療の目標の折り合いがつかず，
曖昧な目標のまま治療が続いている，②治療終了後の将来像が描けない，③
現在の治療が自分の人生にどのような意味があるのか，意味づけできないな
どの想いは，ノンアドヒアランスの要因となっている。実生活の状態，生活
に対する想いなどから，これらの視点に照らして把握する必要がある。

　このような想いを患者自身の中に閉じ込めておくのではなく，信頼する人
と共有することで混乱が整理される。また，混沌としたままであっても，理
解者が身近にいるとわかると，生きること（治療を遵守すること）への想い
が新たになる場合もある。

　若者の気持ちは常に揺れ動くため，このような関わりはアドヒアランスが
よいと思える患者であっても必要である。定期的なアセスメントを計画的に
行うと同時に，時間をとって話を聞く，患者の信頼する看護師が常に関わる
など，ノンアドヒアランスによる病状悪化等を予防する仕組みがあることが
望ましい。

教育・経済・就労問題への対応

　18歳から20代は，小児医療と成人医療の隙間の世代である。既存の小
児・成人のための制度が適用されず，医療費が高額になっている場合も注意
が必要である[5]。通院・入院治療には，休学などにかかる予想外の学費負担

から，日々の見舞いの交通費など，医療費には含まれない様々な見えないコストがかかっている。近年の若者の貧困問題や就業率の低さから，医療費を捻出することが困難な事例は増加していると予想できる。

　とくに大学生が休学する場合は，患者が「親に負担をかけている」「申し訳ない」と負い目を感じるものの1つであり，将来を悲観して進学を諦める，性急に退学を決める場合もある。また，就労についても，希望職種を諦める，内定の取り消しを申し出るなどのほか，すでに就労している場合でも雇用契約の中で保証されている休職制度等を利用せず，早期に退職を決めてしまうなど，情報や相談先が少ないことによる問題も生じている。

　辛い思いをして入院治療を終えたものの，進学しない，退学・退職するなどで行き場を失うと，治療継続に関する意欲は著しく低下する。看護師は家計の全般的な経済状態や，教育・就労にも目を向け，早期にソーシャルワーカー等につなげる必要がある。また，入院中は学校・社会生活については，看護師が唯一の相談相手や情報源となる場合もある。

　看護師が，教育・就労は若者の夢や希望に直結していることを自覚し，患者会・同年代の患者の紹介などを通して孤立させないこと，見通しが立てられるような説明を行い，具体的な問題の解決につながるような支援を行うことが重要である。そのためには，看護師は患者会や社会福祉に関するリソースに精通し，適切な時期に紹介し，つなげる役割を期待されている。

心的外傷後ストレス障害（PTSD）の早期発見

　思春期・若年成人期の若者にとって，がんの診断は青天の霹靂に近い衝撃である。入院中は無我夢中でめまぐるしい変化を正確に認知することができず，患者は退院後に初めてがんを発症し，治療を受けたという事実を実感する場合もある。吊り橋を走って渡ったあと，振り返って谷の深さがわかった瞬間に足がすくむように，退院という喜ばしい事実に心理面が伴わず，ひざが震えるような恐怖を味わっていたり，孤独をかみしめている場合もある。

　治療が必要なものとしてPTSDがある。生活が落ち着き，一見若者らしく生活しているように見える患者であっても，「病気のことを考えると気持ちが落ち込む」というものから，不眠やフラッシュバックに苦しめられている場合もある。とくに注意が必要なのは，同世代・同病の患者の健康状態が増悪したときや死亡時，患者本人に再発を疑わせるような症状や検査値が出た場合であり，不安が一気に高まっている可能性がある。定期健診では，患者は常に「再発したらどうしよう」と不安に思いながら来院している。病状やセルフケアの実際のみではなく，「病気ではないが気になること」の有無も確認し，PTSD症状に対する適切な治療やカウンセリングの有無を見極める専門知識と技術力が必要となる。

おわりに

　思春期・若年成人期のがんは，全体的にみれば希少がんが多く，なおかつ予後不良のものが多い。また，思春期・若年成人発症の患者はとくに第二次

性徴の進行から完成の時期にあたるため，がん発症・治療が与える影響は十分に予想されるものの，中・長期的な影響に関する研究報告は散見されるのみであり，どのような後遺障害が発生するのかは明らかになっていない。

診断時からサバイバーシップ，あるいは終末期に至るまで，手厚い精神的ケアと，生活支援が必要な対象者であるにもかかわらず，小児・成人医療双方に専門的な看護師を育成するシステムは構築されていない。近年，小児・成人医療双方の看護師の中で，思春期・若年成人期世代の看護への関心は高まっている。

新しい医療の領域には新しい発想が必要である。それは医療者が医療者自身の発想でつくるのではなく，患者の声に耳を傾け，ともに作り上げることである。今後，様々な形の看護が必要となると思われるが，患者会等と共に協働していくことが望まれる。

《COLUMN》

「AYAサポートチーム」

国立がん研究センター中央病院では，AYA世代がん患者と家族を多職種でサポートするための「AYAサポートチーム」が活動している。主に，AYA世代の希少がん患者の内科的治療を担当する腫瘍内科医と看護師，薬剤師，栄養士，精神腫瘍科医師，心理士などの多職種が，多角的な視点とアセスメントをもとに患者・家族の療養上の問題や課題，介入の方向性を確認し合い，それぞれの役割を発揮して，患者・家族に関わっている。

本チーム活動と，多職種で行うAYA患者支援とについて紹介する。

まずは，定期的なミーティングの機会を設けて，各職種が得ている患者情報の共有と問題点のアセスメント，治療・ケアの目標設定を行うことから始めた。

病棟医師とは，「AYA世代がん患者と他の成人がん患者への診療やケアではなにが違うのか」「なにを重視しなければいけないのか」といったチーム活動の根幹となるビジョンやミッションをよく討議した。そして，私たちが大切にしたいと行き着いたのは「その人それぞれの人生を豊かにすること（QOLの向上）」であった。AYA世代が一般成人や老年期患者と異なるのは，人生の重要な経験やイベントが「始まったばかり」や「真っ最中」であるという点が大きい。そのため，自分の将来や可能性を期待し，自分ががんに罹患するとはほぼ予想していない。がん罹患によって，普通にしていたことが止まったり，滞ったりして，自分だけが停止したような孤独感を感じてしまうことの影響を大きく受ける点であると考えた。私たちは，「それの影響を少なく，軽くして，自分なりの大切な人生を歩んでもらえるような診療・ケアを提供するために協力し合おう」と目標を共有した。

患者にとっての問題と情報の共有――「苦痛のスクリーニングシート」の導入

多職種で情報共有や問題点のアセスメントを行うために，効果的かつ効率的に患者・家族の情報や気持ちを把握できるようなツールが必要になった。看護師は電子カルテのアセスメント項目に沿って情報収集したり，そのつど話を聞いたりして，それを記録して情報共有していた。精神腫瘍科医師や心理士は，診療科独自のインテークシートを用いて時間をかけて面談して情報を得ていた。これらは重複したり，情報がまとまるまでに時間を要することもあり，「これで十分なのか」と迷うこともあった。

そこで，欧米などのAYA患者支援の資料やアセスメントツール[1] をもとに，独自の「苦痛のスクリーニングシート」を作成した（右頁図）。病棟では，AYA世代の希少がん患者（肉腫，胚細胞腫瘍，脳腫瘍など）の入院時に必ず記載してもらい，それをもとに看護師が情報を得たり，じっくり話を聞いたりして，看護師間や診療科でのカンファレンス，AYAサポートチームのミーティング時に情報を共有することに活用している。「苦痛のスクリーニングシート」は看護師にとって，患者が言葉にしづらい問題や不安を引き出すきっかけとして使うことができたり，そこから優先度の高い問題を把握して他職種の介入につなげたりすることに役立てている。今後もシートの改善や検証は必要で，チームメンバーが継続的に検討している。

シートに記載された内容は，AYA担当の看護師が後方視研究に取り組んでデータベース化し，一定期間集計して提示した。まとまったデータを振り返ると，身体・生活面では患者自身の「社会とのつながり」に関するつらさ，治療面では「希少がん」に関する情報不足や周囲の理解を得ることの難しさなど，AYA世代希少がん患者の苦痛の特徴も見出された[2]。患者個々の個別性を考慮しながら，AYA世代希少がん患者特有の苦痛や問題を予測して関わることにつながっている。このシートは，治癒や長期予後が期待できない希少がんに向き合い，社会や友人・家族とのつながりを大切にしようとするAYA世代患者・家族と，AYAサポートチームを含む医療者とがともに歩むための重要なツールになっていると考える。

病棟だけでなく，外来や院内全体での支援に向けて

現在のAYAサポートチームの活動は，単一病棟で診療やケアに関わる多職種チームによる，主に入院中のAYA世代希少がん患者の情報収集とアセスメント，介入が中心である。今後は入院中だけでなく，初診時から外来通院中の期間，治療終了後のフォローアップ期にもサポートが提供できる体制を整えられるよう検討している。

国立がん研究センター中央病院 副看護部長
がん看護専門看護師
森 文子

今のあなたのつらさを教えてください

あなたの看護ケアをより良くするために参考にさせていただきます。

1. 過去一週間でどのくらいの苦痛を経験しましたか 0-10 の数字に○をつけてください

```
10  最高に
 9  つらい
 8
 7
 6
 5  中くらいに
 4  つらい
 3
 2
 1
 0  つらさは
    ない
```

2. 上の数字となった当てはまる理由に✓を入れてください

【体の事】
□痛みがある
□発熱
□息苦しさ
□夜眠れない
□食欲の減退
□吐き気
□記憶力・集中力の低下・無気力
□便秘・下痢
□手足のむずむず感

□容姿に関すること
□脱毛への不安

【治療に関すること】
□病気について情報が足りていないと感じる
□病気について理解できていないと感じる
□周りが理解してくれていないと感じる
　（先生、看護師、親、友人など）
□希望を尊重してもらえていないと感じる
□治療に積極的になれないと感じる

【家族や周囲の人とのこと】
□父親のこと
□母親のこと
□兄弟のこと
□子どものこと
□彼氏 / 彼女のこと
□友人のこと

【心のつらさ】
□悲しいと感じる時がある
□孤独だと感じる
□漠然とした不安や恐怖を感じる
□怒りを感じる
□感情の起伏が激しい

□失望や落胆の感情がある
□頭が混乱している
□やる気が起きない

【生活に関する不安】
□経済的な不安がある
□学校や仕事に関する不安がある
□孤立感を感じる
□友人との関係に不安を感じる
□友人との関係を自ら避けてしまう
□大切なイベントに参加できない
□妊娠・結婚に対する不安
□性的なことへの不安

【その他の不安事項を教えてください】

平成　　　年　　月　　　日

氏名＿＿＿＿＿＿＿＿＿＿

総論

6 看護師に求められる視点

7 教育支援

はじめに

教育上の支援・配慮を医療者が考える場合に，医療も医師法をはじめ様々な法律で規定されているように，法制度に基づく教育制度を知ることが望まれる。AYA世代がん患者（サバイバーを含む）が学ぶ教育機関を考えると，高等学校や大学等であるが，義務教育である小・中学校とは，おのずと課題や問題点も異なる。まず，「選抜制＝定数枠」があるので，小中学校のように簡単に増減できない。そのために，入院で転籍した後，復籍する場合に定員がなくなっている場合や改めて試験が課される場合もある。

また，学年制（年齢による卒業）である義務教育とは異なり，単位制であるので，一定の単位を修得できないと進級や卒業ができない。また，学年毎に進級判定がなされ，単位を修得できない場合は，原級留置（いわゆる留年）となる。高校は全科目であるが，大学は必修科目（一部）であることが多い。

高等学校における支援

高等学校（高校）の場合，総合高校等の単位制の学校は，3年間で卒業単位を修得する制度もある。単位の認定は，高等学校の学習指導要領で規定されている（学校においては，生徒が学校の定める指導計画に従って各教科・科目を履修し，その成果が教科および科目の目標からみて満足できると認められる場合には，その各教科・科目について履修した単位を修得したことを認定しなければならない。）が，具体的には，都道府県あるいは学校での内規もあることを確認されたい。

また，学校＝校長の判断が求められるので，校長を交えて相談することが大切である。たとえば，単位の互換は，学校教育法施行規則の第97条，第98条に規定されている。

大学における支援

大学の場合は，最近，大学間で互換性や標準化の取組みもあるが，学校間で異なる単位認定の課題がある。大学の単位では，授業の前後に自主学習を課しており，出席以外に様々な配慮を行えることが多い。

ただし，実習・実験については，高校，大学ともに出席が必要である。学校で異なるので，教務や学生支援を担当する部署と十分に相談すると，担当教員との調整も図り得る。また，中学校から教科制になるが，とくに高校，大学は，多くの教科があり，教員の確保を考えると，様々な制約もあることも理解されたい。なお，重要な点は，学年を上がることや卒業だけではなく，確かな学力を身につける視点も忘れてはいけない。

入院中の教育への支援

とくに問題となるのは，入院中の教育であろう。高校生における入院中の

図1 がん患者・患児の教育の場（初等中等教育）

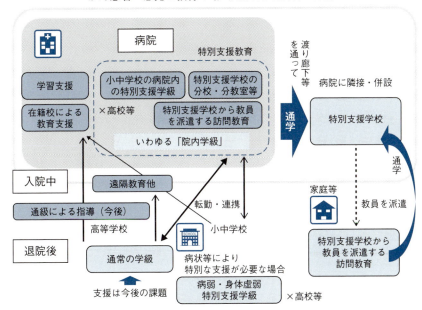

がん患者・患児の教育の場（文部科学省資料の改編）

※高等学校の特別支援学級は，現在はない
※高等学校の通級による指導は平成30年4月より実施可能
※大学・大学院は，各大学などの規定によるので省略した

　教育については，特別支援学校の高等部（病院にある場合と訪問教育の場合がある），あるいは，在籍する高等学校による教育支援があるが，小中学校のような特別支援学級はない（図1）。特別支援学校で学ぶには，学籍の異動（転籍）が必要であるが，退院後，元の学校に戻る場合には，単位は各学校で判断するので，必ず互換性の確認や調整が事前に必要である。
　また，在籍校による教育支援で可能であるが，教員が余分に配置されることは少ないので，十分に支援できないことも多い。その中でも休暇を利用した指導，課題により指導する方法など，学校により取り組まれている例もある。そのために，都道府県が独自に予算化して教員を派遣している例や，小中学校の特別支援学校の教員が在籍する高等学校と調整している例もあり，「できない」ではなく，「特別支援教育としてなにができるか」「通常の教育としてなにができるか」について，各地域の実情や好事例を知ることで対応することが，AYA世代の教育には重要である。
　なお，高等学校および特別支援学校では，遠隔教育が制度化されているので，その利用も有効になる可能性がある。また，通級による指導も適応されると，転籍せずに，調整役を含めた自立活動を指導できるので，新たな展開が期待される。なお，転籍は必要であるが，通信制の高等学校に転校する方法もある。
　大学は，多くの単位認定では，入院中に課題の提出など自主的な学習とし

て支援している例もあるが，先に述べたように実習・実験に関しては出席が原則となり，制限される。ただし，必修科目を除き，在学期間通じて，単位取得できる場合が多いので，退院後に履修を考えることも可能である。

教育支援（教育制度として）について述べてきたが，大学入試では，別室受験，時間延長など，受験上の配慮が可能であることもあるので，問い合わせてみることも必要である。高校入試では，病院での入試を実施可能としている都道府県もある。

退院後については，感染症予防，栄養上の配慮，体調急変時の配慮などが必要となる。十分な体力が戻らない時は，たとえば，体育を見学とするのではなく，目標設定を変えること，また，保健室の利用も配慮されている。学校全体で感染症に対する取組みも重要であるが，がん患者がいるからではなく，手洗いやうがいなどの予防，エチケット対策を行い，発熱等の感染症が明らかな場合には欠席するなど，学校全体の理解も重要となる。

参考となる事例

各都道府県・市区町村教育委員会では，他の多くの障害に比べると，がん患者の教育に関する情報共有は少ないために，がん患者の教育に関する実例についての情報提供が望まれる。共同研究を通じて全国の調査結果を紹介しているが，そのような情報をもとに，試験時の配慮など，まだまだ少ないが，高等学校で考慮された例を経験した。現時点では対応できなかった例であっても，すぐに「できない」と回答せずに，「なにが可能か」を検討した教育委員会もある。

病院には学校がない，制度がないとあきらめないで，まず相談をすることである。医療機関のスタッフ（がん相談専門員や主治医）にも協力を得ることを活用しながら，在籍する学校，担任に加えて，校長の理解を得ることは，先に述べたように有効であった。

病院内に小中学校（部）であれ，特別支援学校・特別支援学級がある場合は，相談すると様々な支援がある。また，管轄している教育委員会（特別支援教育担当課と高校教育担当課）にも相談すると良い場合もある。教育センターが対応できる地域もある。

このように，現行の制度でもできている教育的な支援・配慮に関する情報を提供することで，「教育」に携わる教員が，何もしないで「できない」といわず，検討してくれる事例を多く経験している。それには，医療従事者の熱意にも期待できる。

おわりに

教育制度の課題として，「教育機関に責任を負わせるだけではなく，医療機関による教育制度の理解に加えて，病院側が教室や学習室を用意しているか，がん相談員による教育相談ができるか，主治医が教育に関して理解して支援できるかなど，ハード・ソフトの両面で改めて考えて欲しいこと」が挙げられる。

《COLUMN》

「病気に対する学校側の理解と配慮を」

　私は2歳の時，神経芽細胞腫を発症し，その2次がんとして小学2年生で甲状腺がん，高校2年生で骨肉腫と，3度のがんを経験しました。

　とくに高校2年での入院は，進級や大学受験にも関わる大事な時期でした。出席日数を満たすために，学校の先生に「あと何時間休んで大丈夫か」を教科毎に計算してもらい，その日1日のテストをまとめて受け取り，会議室にて一人で受けました。私の場合は系列の大学への進学を希望していたこともあり，出席日数とテストを受ければなんとかなりましたが，そうでない場合，学校と病院の連携がとても大事になるのではないかと思います。

　在学中に病気になってしまった場合，学生が困惑するのは学力面だけでなく，「学校側が病気に対してどのくらいの理解をしてくれているか」ということです。すでに一部の病院では実施しているところもあるようですが，主治医の先生が直接学校へ出向き，病気や注意するべき点などを説明してくださると，当事者の私たちとしても安心ですし，学校側としてもわかりやすいのではないでしょうか。

　また，放射線や抗がん剤により幼少期から髪が薄く，いじめにあったこともありました。病院内では気にならないことも，一歩外に出れば周りの目がとても気になります。高校生という時期にさらに抗がん剤治療を受けることになり，ウィッグをつけることにしました。それにあたり，様々なウィッグのお店を探しましたが，決めるまでにとても悩みました。医療ウィッグとして販売しているお店の店員さんだとしても，やはり他人に初めて髪の薄い頭を見られることには多少なりとも抵抗と不安があります。

　様々な病気が治るようになっている今日，病院では病気を治療するだけではなく，病気を治した後のアフターフォローもできるような体制が整えられることを願っています。

池田 真実さん

《COLUMN》

「学生相談室の利用を勧めよう」

　大学，短大，高等専門学校などの高等教育機関の大半は，学生相談室やカウンセリングセンターなどの名称で学生相談機関が設置されています。学生の相談に応じるのは，臨床心理士や大学カウンセラー，精神保健福祉士などの有資格者であり，カウンセラーや相談員などと呼ばれています。日頃，私たちは学生の「心」や「学生生活」，「学内コミュニティ」をバランスよく理解することを心がけて，学生をサポートしています。

　大学のように様々な学生が集まる場所では，身体機能の障害や心身に事情を抱える学生だけではなく，在学中にがんなどの疾病に罹患する学生もいます。診断を受けて治療が始まるとなれば，退学しか選択肢がないような心境に追い込まれることもあるでしょう。しかし，そのような時にこそ，一人で抱え込まずに，学生相談室を訪ねて欲しいと願っています。

　実際，「学生相談室が最後の砦」という想いで来談した学生に出会ったことがあります。休・復・退学に関する正確な情報を提供するために，担当事務部署へ橋渡しをし，学業の継続にあたっては教員にも協力を仰ぎ，学生のニーズを尊重できるあらゆる可能性をみなで検討しました。学生相談室では，学生が今抱える感覚や気持ちを言葉に紡ぐ作業を大切にしました。

　学内の誰かに自分の状況を理解されているということは，学生生活を送る上での安心感につながります。罹患した学生がいましたら，まずは，学生生活の最初のサポーターとなる学生相談室をご紹介ください。

大妻女子大学学生相談センター カウンセラー

鈴木 陽子

8 就労支援

はじめに

　思春期・若年成人（15歳〜39歳，AYA）期は「将来なにをしたいのか」など，進路や職業が選択可能な希望に満ちあふれた時期である。とくに教育課程を修了したAYA期発症がん経験者は，保護者からの経済的自立，自己および周りの人々との関係の確立を目指す時期である。しかし，AYA期のがん診断・治療およびその影響によって，将来の計画の遅滞や変更を余儀なくされることも少なくない。

　AYA期発症がん経験者の約40%の人が，病気体験は就労計画にネガティブに影響したとしている[1]。がんに罹患経験のない一般市民と比較した場合，がん経験者の非就労の割合および病気や障害によって働くことができない人の割合が有意に高いことも示されている[2]。一方で，就労問題はAYA期発症がん経験者のアンメットニーズの1つとして示されているものの[3]，多くの医療者は，AYA世代のがん経験者が就労支援を必要としているとは認識していない[4, 5]。以上から，がんサバイバーシップの充実のために，AYA期発症がん経験者の就労問題に対して，今後，支援を強化すべきといえる。

AYAがん患者の就労の実態

　「総合的な思春期・若年成人（AYA）世代のがん対策のあり方に関する研究」班におけるアンケート結果[6] によると，学生を除いた治療中のAYA世代のがん患者の50.8%が働いており，58.3%が「治療をしながら働きたい」と回答している。一方で，「働きたいが，働くことができない」と28.2%が回答しており，治療内容によっては，入院治療などのために働くことができず，休職・退職をせざるを得ない実態がうかがえた。

　「治療中に仕事に関して周りの人に相談した」と回答した人は45.5%，相談相手は45.5%が「医師，職場関係者，看護師」であった。一方，相談をしなかった人の理由の多くは「相談する必要がなかった」「自分で解決できる問題だったので相談しなかった」であったが，少数ながら「誰に相談したらよいかわからなかった，担当者がいなかった」「医療関係者に話し合ったり，相談できる雰囲気がなかった」「相談したかったが，相談する内容ではないと思った」「話し合いのきっかけを医療関係者側からつくってもらいたかった」を挙げるAYA世代患者もいた。治療中に仕事に関する悩み等の問題を抱える患者に対して，適切な相談支援につながっていない状況が示唆された。

就業者への経済的支援制度

　治療によって生活や就労に制限が生じた場合の経済的支援制度を以下に挙げる。申請条件や申請窓口は，制度によって異なるため留意したい。

【傷病手当金】全国的健康保険協会にて，病気休業中に被保険者とその家族の生活を保護するため，病気や怪我のために会社を休み，事業主から十分な報酬が受けられない場合に傷病手当金が給付される。支給内容は，会社を休んだ日が連続して3日間あった上で，4日目以降，病気で休んだ期間，1日につき標準報酬日額の3分の2に相当する額が支給される。ただし，休んだ機関について事業主から傷病手当金の学より多い報酬額の支給を受けた場合は，傷病手当金は支給されない。

【休職・休暇】常時従業員が10名以上の職場であれば就業規則を作成することが義務付けられている。勤めている会社によって，制度が異なるため，就業規則や福利厚生制度を確認する必要があるが，休職，病気休暇や有給休暇の取り方など，復職するときを見据えて，自己判断せず，人事担当者や総務部等と話し合うことが望ましい。また，家族が患者の看護・介護のために休業・休暇をとる制度もあるため，活用したい。

【障害年金】病気によって生活や仕事などが制限されるようになった場合に受けられる公的な年金。受給資格は「障害の原因となった病気の初診日が国民年金か厚生年金のいずれかに加入していること」「20歳未満だったこと，一定の保険料の納付要件を満たしていること」「一定の障害の状態にあること」の3点すべてを満たすことである。このときに評価される障害は，原則として初診日から1年6カ月経過した時点での状態となるが，障害の状態によってはこの期間に達していない場合でも認定される場合もある。身体機能の障害だけではなく，がんの疾病そのもの，あるいは副作用によって起こったしびれや痛みなど，著しい衰弱，倦怠などで日常生活や仕事に支障をきたす場合も対象となる。

【障害手当金】障害年金3級に達しない病気によって起こった軽度の障害に対して年金ではなく，一時金として支給されるもの。「初診時に厚生年金に加入していること」「初診日から5年以内に障害が治っている（症状が固定している）こと」が条件となる。

【新規就労・再就労・継続就労のため支援】がんに限らず，疾病や障害を抱え，時には治療をしながら仕事を継続するニーズが高まるにつれ，その環境整備や相談支援体制のあり方が検討され試行されてきている。また，「子ども・若者育成支援推進法（平成22年4月1日施行）」や「若者雇用促進法（平成27年10月1日施行）」などにより，次世代の社会を担う子どもや若者の健やかな成長と雇用の促進のために様々な事業も開始されている。

【相談・訓練など】治療後に就労，また再就労を考えたとき，がんに特化した制度は少ないが，難病や障害のように疾病や障害を抱えながらのハローワークにおける就労チーム支援や就労移行支援事業，就労継続支援事業，職場適応援助者（ジョブコーチ）支援制度，トライアル雇用，チャレンジ雇用など様々な制度があるため，患者の状態や意思に合わせて紹介をしていくことも必要となる。

【若者自立支援事業／若年コミュニケーション能力要支援者就職プログラム】

各地域に「若者自立支援センター」や「若者自立ネットワーク」などが自治体によって設立されている。これは厚生労働省の就労の意欲があっても、就労できない若者のための「地域における若者自立支援ネットワーク整備事業」の一環として運営されているところが多い。事業内容は各施設によって異なるが、能力養成、職業意識の啓発、社会適応支援などを目的に相談事業、職場体験、職業訓練などが行われている。また、全国47都道府県のハローワーク事業としてコミュニケーション能力や対人関係に困難を抱えている若者を対象に個別に相談窓口を設け、抱えている問題解決に向けた相談事業も実施している。

【がん対策推進企業アクション・治療と職業生活の両立等の支援対策事業等】

各企業への理解と就労支援の啓発普及を目的として、がん対策推進企業アクションや治療と職業生活の両立等の支援対策事業においてガイドラインなどの指針を作成・公開をしている。また、トライアル雇用奨励金や特定求職者雇用開発助成金など、なんらかの事情を抱えて就労が困難だった者を雇用する事業者に向けた制度などもある。

おわりに

前述のAYA世代がん患者の調査では、職場の理解、有給の特別休暇、柔軟な就労体系、夜間・休日診療、社会の偏見の除去、雇用促進の法的整備、職業訓練などを求める声が多かった。また、割合は高くはないものの、病院からの職場への治療や経過に関する情報提供や、再就職のための職業訓練・就労支援へのニーズも認められた。

現在は、新規就労・再就労・継続就労のための支援として発展途上である制度が多いが、がんを経験していない同世代と比較して「社会に出たいから」「地域や社会的に役立ちたいから」働きたいと考えている者が多い[7]AYA世代がん患者が、社会で活躍できるよう医療や職場との相互理解がスムーズに図られていくよう環境整備がされることを期待したい。

医療者による就労支援は、患者やその家族にとって治療の状況、見通しの把握がしやすくなる利点があり、とくに就労期間が短く、退職を選択しがちなAYA世代がん患者には、早期より就労状況の把握に努めることが大切である。

総論

8 就労支援

《COLUMN》

「社会保険労務士とは」

「社会保険労務士はどのような仕事をするのですか」とよく聞かれます。社会保険労務士は社会保険労務士法に基づく試験に合格した国家資格者であり，労働・社会保険に関する法律，人事・労務管理の専門家です。企業における採用から退職までの労働・社会保険に関する手続きや諸問題，また年金の相談等業務の内容は広範囲です。

たとえば，患者からの相談の多い「就職の際に面接を受けますが会社に病気のことを伝えなければいけませんか」という事例の場合，私は「仕事に影響するのであればきちんとお伝えしてください」と伝えています。なぜならば，会社には「安全配慮義務」があるからです。会社は社員が安全に業務に従事できるよう，必要な配慮をする義務があります。ですから，社員になにか配慮しなければならないことがあれば，事前に知っておくことが重要です。就職の面接の際，不利になると思って言わずに採用された場合，後で会社とのトラブルの原因になる可能性があります。また，安全な配慮がないために体調が悪くなったり，仕事がうまく進まないことがあると，就労の継続ができなくなるかもしれません。

仕事への影響は個別性が高いので，患者自身が身体の状況を把握し，会社に正確に伝えることが必要だと思います。そのためにも，医療従事者は「日常生活においてその患者が気をつけなければならないこと」や「就職活動において従事可能な職業はなにか」というような具体的な情報を提供していくことで，新たに就職活動をする患者が前に進むことができるのではないかと思います。

特定社会保険労務士
関孝子社会保険労務士事務所
関 孝子

9 経済・生活支援

はじめに

15〜39歳の思春期・若年成人（AYA）世代は，就学，就労，恋愛，結婚などの社会生活での岐路となるライフイベントに加え，精神的・社会的発達が重なり，大きな変化を遂げる時期である。一方で，この世代の一人あたりの平均の医療費は15歳未満，40歳以上と比較すると最も低く，多くが医療とは関わりの少ない時期ともいえる。

そのため，変化に富むライフステージにあるこの世代が，がんのような日常生活を著しく制限を受け，ライフプランの変更を余儀なくされるような疾病に罹患した場合には，多くの社会資源・制度が必要とされるのは当然のことである。しかしながら，この世代での大きな疾病は希少であり，疾病を抱えながら社会生活を送るこの世代への社会資源・制度はまだ発展途上といわざるを得ない。

本項では，がんの罹患に限定せず，AYA世代のがん患者・家族が活用できる社会資源・制度を紹介する。

治療中のAYA世代がん患者の経済的状況

「総合的な思春期・若年成人（AYA）世代のがん対策のあり方に関する研究」班においてAYA世代がん患者の経済的状況のアンケート調査を行った。本調査の結果によると[1]，がんの治療中に医療費の負担が「大きい」と回答してたものは81.5%，2.7%と少数だったが経済的負担により治療内容・治療法の変更をせざるを得なかった患者もいた。また，がん治療に関連する医療費の以外の負担について78.9%（診断年齢：15〜19歳87.5%，20〜24歳82.6%，25〜29歳79.3%，30〜39歳75.7%）が「負担が大きい」と回答し，負担となった医療費以外の費用は図1のように交通費，滞在費，入院室料差額，ウィッグなどだった。

以上からも，医療費のみならずがん医療に関連して経済的負担が大きくかかっている状況がわかる。また，それらの費用負担に対して，高額療養費制度などの制度を88.3%が活用している一方で，知らなかったという理由で35.7%が利用できていなかった。こういった経済的な悩みについては，79.8%が相談をしておらず，多くは「相談する必要がなかった」「自分で解決できる問題だったので相談しなかった」を，26.5%が「相談したかったが相談する内容ではないと思った」「誰にも相談したらよいかわからなかった，担当者がいなかった」「医療関係者に話し合ったり，相談できる雰囲気がなかった」「話し合いのきっかけを医療関係者側からつくってもらいたかった」を相談しなかった理由に挙げており，相談のニーズが医療者側に伝わらず，支援につながっていない現状が示唆された。

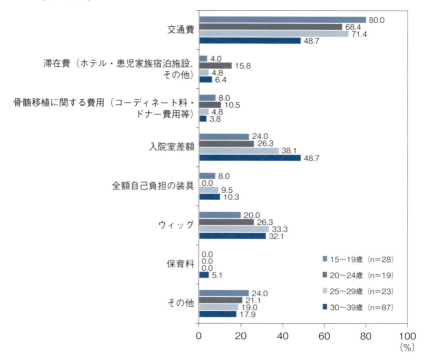

図1 治療中のがん治療に関連する医療費以外の負担となった費用[1]
（n = 157）

医療費・生活支援

　医療費の軽減，生活費の支援で活用できる公的制度・資源のうち代表的なものを紹介する。表1に主なものを掲載したが，がん以外に併病がある場合に活用できる制度・資源もあり，患者家族の全体像を把握して制度・資源の紹介に努めたい。

【小児慢性特定疾病医療費助成】AYA世代のうち，18歳未満の発症のがん患者については，保険診療の自己負担分に対する医療費が公費で負担されている（所得に応じた自己負担あり）。悪性新生物としての申請となるが，頭蓋内および脊柱管内の原発腫瘍の場合，脳腫瘍であることを確認できれば，頭蓋咽頭腫などの良性腫瘍，または病理診断が困難である場合でも対象となる。治療後5年が経過すると対象外となるが，再発等が認められた場合には再度対象となる。また，日常生活の便宜を図ることを目的として，入浴補助用具，ネブライザーなどの日常生活用具給付事業も行っている。

【高額療養費制度】医療費が高額となり，自己負担金が一定額を超えた場合に，その一定額を超えた一部自己負担金を払い戻しできる。治療が長期にわたり，同一世帯での高額療養費の支給回数が1年間に4回以上になったときは，4回目から区分毎の自己負担限度額を超えた分が支給される。また，「同一世帯で，同一月に複数が受診した場合」で，基準額以上の自己負担をした場合には，あわせて高額療養費制度算定基準を超えた分が支給される。世帯

1 AYA世代で活用できる制度・資源（2018年6月現在）

年齢軸：0歳　6歳　12歳　15歳　18歳　20歳　40歳　50歳　60歳　70歳　75歳

療費支援
- 医療保険
- 高齢者医療
- 高額療養費制度
- 限度額適用認定証
- 高額医療・高額介護合算制度
- 子ども医療費手当
- 小児慢性特定疾病医療費助成
- 養育医療
- ひとり親等 家庭医療費助成制度
- 自立支援医療費制度
- 重度心身障害者医療費助成制度
- 障害者手帳（身体・精神）
- 特定疾病医療費助成
- 介護保険・高額介護（介護予防）サービス費制度
- 在宅緩和ケア助成金
- がん患者医療用ウィッグ・乳房補正具購入補助金
- 医療費控除

手当等
- 特別児童扶養手当
- 障害児福祉手当
- 特別障害者手当
- 難病患者見舞金（市町村により名称や内容が異なる場合もある）
- 遺族年金
- 障害年金
- 老齢年金
- 生活保護
- 生活福祉資金貸付制度

生活支援
- 保育所
- 児童クラブ
- 地域子育て支援

就労支援
- 労災保険
- 雇用保険
- 傷病手当
- 育児休業
- / 休職・休暇 / 介護休業・介護休業給付金
- 公共職業安定所（職業紹介・職業相談：トライアル雇用、公共職業訓練、求職者支援訓練、雇用開発助成金）
- 障害者職業センター（職業相談・職業適応指導：ジョブコーチ）
- 障害者リハビリテーションセンター（職業訓練・職業適応指導）
- 職業能力開発センター（職業訓練）
- 子ども若者サポートセンター（自立・就労支援）
- 障害者相談支援事業所（就労相談）
- 市町村障害者就労支援センター（就労相談）
- 就労移行支援事業所（障害者を対象に就労支援）
- 障害者就業・生活センター

企業
- ガイドライン
- 就業規則（休暇休業・勤務制度）
- 互助会や共済組合等による見舞金・融資制度

病院
- 相談支援（ソーシャルワーカー、社会保険労務士、ハローワーク出張相談等）
- 就労支援（ピアサポート等）
- 生活支援（保育ボランティア・子どもを対象としたワークショップ等）

患者会・支援団体
- 相談支援（専門者・ピアサポート等）
- 自立・就労支援
- 就労支援（職業訓練等）
- かつら・メイク
- がんの子どもを守る会療養援助
- 小児がん経験者・がん遺児奨学金
- ゴールドリボン奨学金
- 交通費補助金制度
- 分子標的薬治療費制度
- 精子保存費用助成（日本生殖医学会年齢制限基準に準ず）
- 卵子保存費用助成（日本生殖医学会年齢制限基準に準ず）
- 骨髄バンク患者負担金免除

総論

9 経済・生活支援

45

合算の場合，加入している保険者が異なる場合は合算できないため留意したい。

【限度額適用・標準負担額認定】低所得者の入院中の食費など，入院時生活療養の標準負担額が減額となる制度。対象は，世帯全員が住民非課税世帯である者，もしくは世帯の各所得が必要経費・控除を差し引いたときに0円になる者，あるいは老齢福祉年金受給者。

【医療費控除】治療にかかった費用が1年間に10万円を超えた場合，医療費の支払いが10万円以下でも，合計所得金額の5%を超えている場合に200万を限度額として，翌年の確定申告で税金の控除の対象となる。医療費控除の対象となり医療費の内容は，入院，通院医療費，医療品の購入費，差額ベッド代（希望した場合は対象外），通院交通費，非血縁間造血幹細胞移植に伴う自己負担金など。

【生活福祉資金貸付制度】低所得者や高齢者・障害者の生活をして経済的に支えるとともに，その在宅福祉および社会的参加の促進を図ることを目的とした貸付制度。世帯単位に，それぞれの世帯の状況と必要に合わせた資金，たとえば就職に必要ない知識・技術などの習得や高校，大学等への就学，介護サービスを受けるための費用の貸し付けを行う。資金には，総合支援資金，福祉資金，教育支援資金，不動産担保型生活資金の4種類がある。市町村社会福祉協議会および都道府県社会福祉協議会が実施する。

【在宅緩和ケア助成金やがん患者医療用ウィッグ・乳房補正具購入補助金】限られた自治体ではあるが，介護保険対象前のAYA世代がん患者を対象とした在宅療養支援（在宅サービス利用料，福祉用具貸付・購入費の助成を行うもの）や，がん患者を対象とした医療用ウィッグや乳房補正具の購入費の一部を助成する制度を設けている。

【患者家族会・支援団体による支援】上記のほか，患者家族会や支援団体が実施する制度も多くあるので活用したい。たとえば，日本骨髄バンクの患者負担金免除規定はよく知られているが，全国骨髄バンク推進連絡協議会には，血液疾患の患者を対象とした未受精卵子の保存，受精，着床の費用補助の「こうのとりマリーン基金」や同様に血液疾患患者負担を対象とした分子標的薬の治療費や精子保存にかかる採取・保存にかかる費用を助成する「志村大輔基金」などもある。また，18歳未満発症のがん患者に対する高校および大学の奨学金制度や交通費，療養費の援助などを実施している団体もある。アピアランスケアに対して，ウィッグやメイクの相談に応じる企業もある。患者家族会や支援団体では，同じ経験をもつ者同士のピアサポートやソーシャルワーカー，医師，看護師，社会保険労務士による相談事業も実施している。

おわりに

　AYA世代がん患者でも18歳未満での発症の場合は，小児の支援制度を活用できるが，小児でもなく，介護保険の対象にではない18〜39歳のがん患

者にとっては，何の制度もないと諦めている患者家族も少なくない。AYA世代がん患者家族に特化した社会資源・制度はないが，他疾病，障害の既存の制度を十分に活用することはできる。

　しかしながら，その多くは制度自体が複雑かつ窓口も様々であり，手続きも煩雑なため，診断間もない患者家族にとっては大きな障壁となり，時間が経過してから制度の存在を知ることもある。そのため，診断早期から，その後の想定される身体機能・生活の変化を鑑みながら患者家族へ適した制度を紹介し，患者家族の生活の再構築が図れるよう相談支援センターなどのソーシャルワーカーの積極的な関わりは欠かすことができない。また，限られた自治体や対象年齢で限定されている制度も多く，広くAYA世代がん患者家族に必要な社会資源・制度が充足するように新たな施策の構築も望まれる。

10 AYAがん患者向けのがん情報

はじめに

10代および若年成人（AYA世代）のがんに関して必要とされる情報について，先行する海外で発信される情報を概観することで，国内の情報の現状や今後，重点的に提供される必要のある情報をみていきたい。AYA世代のがん患者向けに，広範囲の情報領域をカバーし，情報提供を行っている海外の主要な4サイト（米国国立がん研究所，米国がん協会，米国臨床腫瘍学会，英国マクミランがんサポート）から発信されている情報を領域ごとに整理したところ（表1）。①がんの一般知識，②AYA世代のがんの知識，③治療・副作用，④がんとの向き合い方，⑤人間関係，⑥セクシュアリティ，⑦がん治療後の生活，受けられるサポート（⑧医療機関／⑨外部機関），⑩その他の10領域に整理された。これらの情報は，どの年齢層にも必要とされる情報である。AYA世代に特化した情報とすることで，提供元となっている機関がその世代の生活や考え方により即した，かつ患者にとって読みやすい内容となるように工夫でき，その強みに応じて相互補完的に情報を提供していることがわかる。

国内では，AYA世代に関するがんの情報は，現時点では研究の枠組みの中で提供されはじめた段階である。国内の情報整備状況について，公的研究助成により提供された情報，国立がん研究センター「がん情報サービス」に掲載されている関連領域の情報の状況についても，同様に表1に示した。平成21年度頃より始められた公的研究活動の中で，主に妊孕性に関する情報については，非常に実用的な情報が提供されている。また病態や治療などの情報に加え，実際に医療やサービスを受けられる医療機関情報や，地域のネットワークに関する情報も必要となるが，これらの体制整備も徐々に進み，患者が活用できる情報も増えてきている。

一方で全体を俯瞰すると，国内のAYA世代のがんに関する情報は，現段階では十分に網羅されている状況ではない。不足する情報を整備していくとともに，整備が十分でない領域の情報については，医療関係者は，海外から発信される情報についても活用していくことも必要である。その際に，がんとの向き合い方や周囲の人の関係，受けられるサポート等，医療や社会制度に関わる部分や社会や文化的背景が反映される情報については，より国内の事情に合わせて情報を咀嚼し，提供することが求められる。

今後，充実が期待される「体験談」

質的研究のメタアナリシスから，AYA世代のサバイバーのアンメットニーズを抽出した研究[1]によると，AYA世代でがんに罹患したサバイバーたちは「健康やヘルスケア（心理的健康，ヘルスケアシステム，健康管理，妊孕性，症状，機能）」「コミュニケーションや関係性（社会的関係，がんの開

表1　海外の主要なサイトで示されるAYA世代向けのがんの情報領域と項目一覧および国内より提供される関連情報

項目	米国 NCI	米国 ACS: Adolescents	米国 ACS: Young Adults	米国 ASCO: Cancer.Net for Teens	米国 ASCO: Cancer.Net for Young Adults	英国 Macmillan*	日本 公的研究助成で作成されたもの	日本 NCCがん情報サービス
がんの一般的知識								
1. 身体についての一般的知識について						○		
2. がん全般の一般的知識（がんの発生機序・原因・種類、検査、治療、再発と転移）について						○		△
3. 診断前の考え得るがんの症状について		○	○					△
4. がんの診断（診断に必要な検査を含む）について		○	○			○		△
5. 遺伝性腫瘍の予防的手術について		○	○					
AYA世代のがんの知識								
6. 若年がん患者／思春期がん患者のおよその罹患者数と死亡者数について	○	○	○					○
7. 若年がん患者／思春期がん患者のおよその生存率の推移について		○	○					
8. AYA世代に多いがんの種類と具体的特徴（原因・症状等）について	○	○	○		○	○		
9. AYA世代のがんのリスク因子（遺伝性疾患や二次がんを含む）について						○		
10. AYA世代のがんの予防（HPVワクチンを含む）について					○			
11. AYA世代のがんの早期発見（子宮頸がん・乳がん・遺伝性腫瘍・外来受診）について		○	○					
12. がん治療医や医療機関の探し方について				○	○			
治療・副作用								
13. がんの治療法（化学療法・放射線療法・手術療法、他の治療法）について	○	○	○			○		△
14. 治療選択に関連する因子について	○							△
15. 臨床試験や参加できる臨床試験について	○	○	○					△
16. がん治療の副作用の対処法について						○		△
17. がんや治療により生じる体の変化と付き合い方について					○	○		
18. 晩期合併症とはどのようなものであるのかについて	○	○	○					△
19. 晩期合併症にはどのような対応が必要かについて	○	○	○					△
がんとの向き合い方								
20. がん情報の入手経路について					○	○		
21. AYA世代がん患者が向き合う課題（他の世代と比べ、診断が遅れる傾向にある）について		○	○			○		
22. AYA世代がん患者が向き合う治療の問題について			○					
23. AYA世代がん患者が向き合う経済的な問題について			○					
24. AYA世代がん患者が抱く孤独感等の感情について			○					
25. 自分の感情や思い・夢を書き留めておくことについて	○							
26. がん体験者の経験を聞くことについて	○					○		
27. オンラインで他のがん体験者と繋がることについて					○	○		
人間関係								
28. 家族（両親・兄弟）や友人の反応と接し方について					○	○		
29. パートナーが経験する感情と接し方について						○		
セクシュアリティ								
30. がんや治療によるセクシュアリティへの影響（パートナーとの関係性を含む）について					○	○	○	
31. がん治療による妊孕性について	○				○	○	○	
32. 治療後、子どもを持つ選択肢と親になることについて					○	○	○	
がん治療後の生活								
33. 日常生活の取り戻し方、感情の変化と付き合い方について					○	○		
34. 学校に復学することについて						○		△
35. 職場復帰について						○		△
受けられるサポート（医療機関）								
36. がん治療のチームはどのようなものかについて		○	○	○	○	○		
37. 医療者へ相談することについて						○		△
38. 専門家のカウンセリングを受けることについて						○		
39. Q&A（一般的・症状・診断時・治療時・治療後・サポートとコーピング）					○			△
受けられるサポート（外部機関）								
40. 質問や相談ができる機関の連絡先の紹介						○	○	△
41. AYA世代のがん患者が利用できるウェブサイトについて	○				○		○	○
42. AYA世代が使用できる冊子の紹介							○	○
43. AYA世代がん患者の簡単な体験記（コメント）の紹介						○		
44. 心理的サポート等を提供している外部機関について	○			○	○	○		
45. 妊孕性のサポートを提供している外部機関について	○							
46. 経済的サポート（奨学金を含む）を提供している外部機関について	○				○	○	○	
47. サバイバーシップ支援（参加できるプログラム）を提供している外部機関について	○							
その他								
48. ビデオと電話参加のプログラム	○							
49. 学校の先生のための情報						○		

※海外のがん情報提供を担う主要なサイトのうち、特に情報を集約し提供していると考えられる4機関：National Cancer Institute, American Cancer Society（Young Adults, Adolescents）, American Society of Clinical Oncology（ASCO）が提供するC.Net（For Teens, For Young Adults）, Macmillanが提供するサイトの項目内容を示した。アクセスは、2017年1月。
＊ ○：AYA世代に特化している情報あり　△：AYA世代に特化していないが関連する情報あり

総論

10　AYAがん患者向けのがん情報

示，恋愛関係）」「人生役割（普通であること，キャリア構築や雇用，学校，経済的課題）」の3側面，13の主題において満たされないニーズがあることが報告されている。

AYA世代でがんを経験したサバイバーおよびその家族11名へのフォーカスグループインタビューを行った結果[2] では，治療や後遺症などの医療的側面のみならず，治療後の人生をサバイバーとして生きていくことで直面する悩みが大きく，その悩みを支えるためには，多様で主観的な経験を複数知りたいというニーズが高かった。たとえば，「肺の手術により肺活量が減ることの説明を受けたが，それが実際にどういうものなのか見当がつかなかった」など，その説明を自分の身に起こる現実のものとして理解することが困難だったことや，退院後の復職が最大の関心事だったという経験者からは「クリティカルパスはもらったけれど，それだけでは生活のイメージがもてず，どういう仕事の内容の人がどれぐらいの時間でどう復帰したのかなど，いろいろな人の経験を複数知ることができれば自分の場合のイメージをもつことができたと思う」といった声が聞かれた。医療的な側面に加え，治療後のそれぞれのライフイベントに対してどのように向き合い，対処し，その後の生活をどう生きたのかという，まさに「生き方」を知りたかったという意見が目立った。また，これらの経験はあくまで個別の体験であり，正解や一般解がないことを理解したうえで，「だからこそ個別の体験を複数知りたい」という一致した意見が述べられた。

この結果を受けて，国立がん研究センター がん対策情報センターでは，国内で活用できる実際の体験談集づくりに着手している[3]。AYA世代はインターネットの利用に長けた世代でもあり，体験談の追加や検索，公開のしやすさの点からウェブ上で公開することを前提として，体験談集を作成する際の体験談の内容や提示方法について，AYA世代でのがん経験者および家族らとともに議論を進めている。その際に，以下のような形式や留意点を念頭に置くことで，利用されやすく，また提供する者にとっても不安の少ない形で体験談を作成できるのではないかと，準備が進められている。

- ●体調が悪いとき，またはスマートフォンで読むことを考えて，適度な長さとする。
- ●自分と同じような体験を「記事のテーマ」「年齢」「がんの種類」で検索できるようにする。
- ●共感できる人の記事を，読みやすいように一覧で示す。
- ●文体は無理に統一せず，"その人らしさ"を伝えるものにする。
- ●治療中や治療後の生活の中での小さな工夫も「体験」として収集する。
- ●記事を読み手がどう受け取るのかは予測できない。
- ●書いたときには公開したい体験談でも，年齢を重ねた後に公開を取り下げたいと感じる可能性もある

これらを考慮しながら体験談集を作成し，充実を図っていく予定である。

おわりに

AYA世代のがんの情報のリソース（☞巻末資料，123頁）として整理したが，その前提として，"通常の成長過程や病気にならなくても起こること"，すなわち，健常な場合にも経験し，身体や周囲との関係，社会の中での関わり方等の情報が，まずベースとして必要とされることにも留意したい。またAYA世代の特徴として，症状が起きていたとしても，その表出の仕方や医療者にどう伝えたらいいかわからないことも起こりやすいことにも留意が必要である。そのため，"質問の仕方"を具体的に提示して示すことも有用である。

また特に，AYA世代は一般に，"友人や周囲の同じ世代がどう感じるか"を非常に気にする時期でもある[4]。周囲からのプレッシャーを強く感じることも起こりやすく，そうしたことが原因で，本人が故意に，医療や療養に関して必要な情報から遠ざかろうとすることも起こり得る[5]。AYA世代のがん患者の療養やサバイバーシップに必要な情報を，本人にどう提供し，活用にまで結びつけるかを考える際には，「同時に周囲の人々にどう伝えるか・伝わるか」「その環境」についても配慮しておきたい。

各　論

1 心理・精神面

①背景・実態・問題点

　AYA世代のがん患者・家族に関して，厚生労働科学研究班により大規模調査が行われており，抗がん治療中のAYA世代の患者は，同世代の健康な若年者と比べて不安を抱える者の割合が多いことが報告されている（38% vs. 26%）[1]。思春期・青年期は，心理・精神面ではアイデンティティ（自我同一性）の確立が課題であり，社会的にも親や家庭から自立していく時期である。子どもから大人への移行期であり，非常に不安定な時期でもある[2]。就学，就職，恋愛，結婚，出産など様々なライフイベントに直面する年代であり，この時期にがんに罹患した患者には，これらの背景に基づく様々な不安が生じることは想像に難くない[1]。

　治療の過程で，不安や苦悩が不適応行動（家族・医療者に当たる，ケアの拒否，治療意欲が低いなど）として現れる場合もあり，同じ年齢であっても患者背景には個人差があるため，個別性の高い対応が求められる。また，家庭から自立する時期とはいえ，心理的にも経済的にも家族との結びつきが強い世代であるという特徴がある。したがって，本人のみならず家族，医療者に対してもAYA世代特有の心理的支援が必要である。

②推奨される対応

【がん診断後の早い時期に患者背景を確認する】AYA世代の患者においては，がん診断後の早い時期に患者背景を確認する。まずは，身体に異変を感じてからがんと診断されるまでの経過，告知後の現在の状態を，じっくり時間をとって聴くことが大切である。AYA世代はとくにプライベートで繊細な話題を話すことに抵抗を感じる場合もあるため，十分に守秘義務に配慮する必要があり，「話したくないことは話さなくてもよいこと」を伝え，面談終了時に治療チームで情報共有してよいかを確認することも大切である。

　その際，家族関係，友人関係，パートナーとの関係，現在ストレスに感じていること，家庭での過ごし方などを聞いておくとよい。患者の強みやコーピングスタイル，趣味（気晴らし），得られるサポートなどを聞いておくと，治療の過程で困難な状況に陥った際に役立つ[3]。

【家族の支援を得る】AYA世代は家族の支援が欠かせない。患者の了承を得た上で，家族からも受診後の早い段階で，患者のこれまでの生育状況や性格特性，家族として心配なことや困っていることを聴いておくことが望ましい。

　患者・家族は，病気や治療に関すること以外で悩んでいても相談できない場合もあり[1]，病気や治療に関すること以外の悩み事も相談しやすい関係づくりが重要である。「患者」としてだけでなく，がんという病気に立ち向かっている個人・家族を理解しようという姿勢でいることが，信頼関係の構築に役立つ。また，AYA世代の患者は同世代の患者と出会う機会が乏しいため[1]，可能であれば同世代の患者同士の交流の場を提供し，節目となる大事な社会的行事（入学式，卒業式など）にはなるべく参加できるよう支援する[3]。

【多職種と連携する】AYA世代の対応においては，まずは主治医や担当の看護師によるプライマリ・ケアが重要である。しかし，対応が困難な多様なニ

ーズに対しては，AYA世代に対応できる専門家（専門看護師，心理士，スクールカウンセラー，ソーシャルワーカー，精神保健福祉士，精神腫瘍医など）と連携して対応することが望ましい。

③利用可能なリソース

精神腫瘍科は，がん患者およびその家族のケアに習熟した精神科医・心療内科医がいる診療科であり，がん患者の特性や抗がん剤治療に合わせた薬物療法や精神療法を行うことができる。しかし残念ながら，全国に普及しているとはいえないのが現状である。したがって，精神腫瘍科がない場合には，国立がん研究センターなど，他院で治療中の患者・家族の相談に応じる医療機関もあるため，近隣の精神腫瘍科のある医療機関に紹介可能かどうかを問い合わせてみるとよい。具体的には，「日本サイコオンコロジー学会」のウェブサイトにて，「活動紹介＞日本サイコオンコロジー学会認定登録精神腫瘍医制度」と検索すると，精神腫瘍科を専門とする医師を探すことができる。

精神腫瘍医がいない施設も多く，精神症状の対応に苦慮する場面が多い。その場合，各施設において対応可能な職種がケアを担当することになるが，うつ病が疑われるような強い気分の落ち込みが存在するケースや，希死念慮を表出するケースなどについては，院外も含めて精神科医や心療内科医などの専門家に相談することが推奨される。

④モデルケース

地元の病院から抗がん治療目的に転院してきたばかりの20代女性のがん患者が，担当の看護師に強く当たり，大声で泣き叫んでいた。そこで，対応に困った担当の看護師，主治医，担当医から精神腫瘍科に相談があり，精神科医と心理士が面談を実施した。

最初は信頼して話ができるか警戒している様子だったが，「現在どういうお気持ちなのかじっくり聴かせて欲しい」と伝えると，徐々に現在の心情を話し始めた。生来，健康で病院が嫌いだったが，突然，前医でがんと告知され，つらい検査に耐えてきたこと，それなのにさらに検査を受ける必要があると言われたこと，地元の病院にようやく慣れてきた矢先の転院で非常に心細いこと，主治医や担当医は副作用や死亡率など悪い情報しか話さず希望がもてなくてつらいこと，などが語られた。

本人にとって安心できる関わりを聞くと，「誰かと病気以外の話をして過ごしたい，『一緒に頑張りましょう』『大丈夫ですよ』と前向きな言葉をかけて欲しい」と語られた。そこで，「定期的に話を聴くこと，了承を得た上で，不安な点や要望を本人に関わる多職種で情報共有を行い，本人の不安な気持ちに寄り添いながら関係を築いていく方針」を決めた。また並行して，患者の家族に対して心配な点や困っている点を尋ね，「家族がそばで話をしてくれることで本人は非常に心強く感じていること」も伝えた。

患者は徐々に病棟のスタッフとも打ち解け，笑顔で明るく過ごすようになった。その後，病状の進行に伴いほかの病棟に移動する，予後に関する厳しい面談に参加するなど，負担の大きいイベントが続いたが，転院時のように不安定にならずに，ともに乗り越えることができた。

2 就学

①背景・実態・問題点

就学するAYA世代にとっては，がんの罹患による学業の継続は大きな課題となる。また，①公立高校，②私立高校，③定時制・通信制・単位制高校，④高専，⑤専門学校，短大，大学，大学院など学校の種別や地域による個別性も高く，支援者にとっても対応に苦慮することも多い。

小中学生とは異なり，入院中の高校生の学習を支援するための病院内の特別支援学級（いわゆる「院内学級」）が設置されている病院はない。病院にある特別支援学校・高等部（分校，分教室を含む），あるいは，障害，病気や入院治療のために，毎日学校に登校することが難しい生徒に対して，特別支援学校から教員が訪問し，家庭や病院，施設などで個別に授業を行う「訪問教育」も，特別支援学校に転籍することが条件になるため，これまで在籍していた高校を一旦退学する必要があり，地域により活用しにくいのが現状である。そのため，在籍する高校と相談をしながら，進級や卒業が認められる必要単位の履修の工夫を図り，学業を継続することになる。現在，遠隔教育（ICTを活用するなど）による，入院中・治療中の高校生の教育支援も制度化されており，各教育委員会や高等学校での活用が期待される。

一方で専門学校，短大，大学，大学院などは出席だけが必ずしも単位認定の基準にならないことなど比較的柔軟性のあるものの，実験や実習などを伴う教科については限界がある。また，「総合的な思春期・若年成人（AYA）世代のがん対策のあり方に関する研究」班におけるアンケート結果によると[1]，高校生に比べて専門・短大・大学生の多くが休学や退学をしており，学業について相談をしない人が多く，高校ではクラスメイトや教員との交流を高く求めており，かつ満たされていることが多かったが，大学では必要と感じていながらも満たされていなかった。高校・大学ともに，学業継続のための配慮や経済的な負担の軽減，ボランティアなどの学習指導の実施などのニーズが高く，今後の課題といえよう。

②推奨される対応

高校生や大学生が入院してきた場合には，入院中と退院後の教育，そして，将来の就職を考えたキャリア教育支援の立場で，一連の流れとして対応をしたい。

【自己決定支援】まず，自己決定として「学習したい」という気持ちを熟成させたい。それには，休学することも含めてであるが，一律に休学とせず，現時点で使える制度や医療者が収集した情報を提示し，その上で，自己決定を期待したい。それには医療従事者の役割も大きいが，病院内にいる教員と相談することも効果的である。その上で，各医療機関で可能な「教育環境」，また相談によって配慮が増えることもあるので「教育制度」を本人へ伝えることも，自己決定に役立つ。

【各病院における教育の提供の実態の確認】特別支援学校の高等部（訪問を含む）の有無，また病院のある地域では，在籍高校による教育支援制度の有無を確認する。ここで，特別支援教育と高等学校教育は，管轄する教育委員

会で部署が異なることも知っておきたい。また後述する小中学校は，市区町村教育委員会である。大学は独自の制度が多いので，大学ごとに教務担当や学生支援部署に相談すると，必要な情報や配慮が得られる。

【教育支援と学習支援のリソースの確認】在席する学校との調整が必要となる。先に述べたように，担任などとの調整が中心になるが，校長に確認する（できれば相談する）ことで進展することがある。これは，校長が病院では院長の決定が重要であるのと同等の権限をもつ。主に学習の機会の提供（課題の提示など様々な工夫が考えられる）であるが，単位の認定および判定（試験など）を確認し，「学校としてどこまでできるか」を協議することが望まれる。

　保護者に任せるのではなく，患者自身にも参加をうながし，がん相談専門員や主治医も加わると効果的である。教育支援がない場合，確かな学力の定着のために，学習支援が行われている病院もある。ボランティアだけではなく，家庭教師による場合もある。医学部付属病院では医学部，教育大学系の協力など学生の参加も報告されている。

【物理的な学習場所の確保，検査時間，投薬時間の治療計画上の配慮の検討】学習する方法が固まれば，次は物理的な学習場所の確保，また治療計画においても，検査時間や投薬時間の可能な範囲で配慮をすることで，患者への心理的な支援と具体的な勉強時間の確保が可能となる。対外的な相談や支援に加えて，患者の代弁者として，がん相談専門員あるいは看護師に期待したい。

③利用可能なリソース

　現時点では，高校生の教育支援・学習支援について多くの情報はないが，現状の制度で対応可能な内容に関する調査結果は，国立特別支援教育総合研究所のホームページに掲載しており，他の都道府県の取組を参照にされたい。大学生については，日本学生支援機構（JASSO）のホームページにある「障害のある学生の修学支援に関する実態調査」や「教職員のための障害学生修学支援ガイド」が参考になる。

　ただし，すべての障害であるので，がん患者に特化したものでもなく，同研究所の大学における調査でも，がん患者に必要な支援について「経験がない」などの回答が寄せられている。専門的な支援ガイドが望まれる。

　なお，小中学校の義務教育課程については，同研究所の研究成果報告，「病気の子どもの教育支援ガイド（ジアース教育新社）」のほかに，患者会のガイドブック，国立がんセンターのホームページにある冊子なども参考になる。

④モデルケース

【高校生】18歳のAくん（高校3年生）。軟部肉腫と診断され，今後，数カ月の入通院での治療が説明された。患者家族，医師，看護師および相談支援センターの相談員との話し合いで，本人の大学進学への強い希望が語られたため，次頁の4項目が確認された。

①すでに願書を提出している大学が受験時の配慮が可能かを確認する
②高校卒業に向けての単位取得について確認する
③院内での学習環境および支援について検討をする
④受験日に向けての治療計画を検討する

　その後，相談員が中心となり，連絡調整を図った結果，大学は医師からの診断書および配慮事項を提出すれば別室受験の配慮ができること，すでに高校では卒業に必要な単位は取得できており，治療の合間に通学ができれば出席日数は満たされることから，必要な出席日数の確保のために可能な限り治療時間などを配慮することとなった。

　病院内にある特別支援学校の小中学校の教員の協力や，ボランティアの学習指導を活用し，消灯時間の柔軟な配慮や，相談室が空いている時間には学習室として開放するなど病棟で工夫したことで，大学受験までの学習時間も確保でき，患者本人の意思を全うすることができた。

【大学生】21歳のBさん（大学2年）脳腫瘍の緊急手術後，看護師より本人の落ち込みが激しく，母親から「大学を退学すべきか悩んでいるようなので介入をして欲しい」と相談員へ依頼があった。相談員が訪室し，本人と家族と「今悩んでいること」「これからどうしたいか」などの想いを聞きながら話を整理していった。

　Bさんは，脳腫瘍という病気そのものへの恐怖があり，「知的な影響が起これば授業についていけないのではないか」という不安や，いつ復学できるかもわからないのに医療費も高額にかかる中で学費を出してもらう申し訳なさもあり，退学するしかないのではないかと語った。

　Bさんの両親は「医師からはBさんの病名と治療内容の説明はあったものの，今後の身体への影響や日常生活や学業に対してどのように考えたらいいのかがわからず，できることならば，Bさんが努力して続けている大学生活を継続させてやりたいが，どうしたらいいのか途方に暮れている」と語った。

　そこで相談員が医師に依頼して，BさんとBさんの両親に対して「頭蓋内の手術をしたことでホルモン分泌の影響は考え得るが，Bさんが気にしているような知能面での影響はないこと」「しばらくは入院治療が必要となり，すぐに復学とはいかないが，徐々に体力を回復していけば復学は十分に可能なこと」という説明がなされた。

　同時に，相談員が大学の学生相談室のカウンセラーに相談をした。カウンセラーが各教員に迅速な連絡・調整したところ，これまでの授業への姿勢が評価され，また履修した教科の前期も終盤であることから，「レポートの提出で単位取得は可能なこと」「後期を休学する場合でも，医師からの診断書があれば休学の費用も減免が可能なことが確認された。

　BさんもBさんの両親も納得をして，まずは前期の履修科目の単位取得を目指してレポートを作成することとし，復学を目標に，後期は休学をして治療に専念しながらも体力回復を図ることにした。

《COLUMN》

「院内学級の実際」

　院内学級の主な役割は「入院中の児童生徒の学習を保障すること」であり，原則として院内学級の母体である特別支援学校への転籍が必要となります。公立小中学校からの転籍は，スムーズに行われることが多いです。一方で，高等学校からの転籍は院内学級における高等部の設置数の少なさに加え，原籍校を一度退学し，さらに退院後に原籍校への復学が認められなければならないことから，困難なケースも少なくありません。

　本分教室では，小学1年生から高校3年生までを対象にしています。保護者（本人）・主治医・病棟・前籍校・都および各市町村教育委員会と連携をとり，小・中学生は転学相談，高校生は編入学相談を経て転入・編入となります。他道府県からの転編入学も「区域外就学申請書」の提出を通して受け入れています。また転籍をせずに分教室に登校し学習をするケースもあり，教育相談として対応しています。そして，多くの児童・生徒の目標が「治療を乗り越え退院し，地元の学校に復学すること」です。

　授業は小・中・高校とほぼ同じ（教科）学習を行い，前籍校と連携を図りながら必要に応じて入院前の学校の教科書も使用して指導しています。また本高等部では，個々の選択教科や履修単位に応じて，最大週30時間の授業を組んでいることが特徴です。しかし，全国的には高校生も対象とする院内学級は限られています。

　本分教室高等部では，まずは病院側から対象生徒の情報を受け，本人・保護者に意思確認をした上で，原籍校の担任および管理職との連絡・調整等を行います。転籍の流れや，復学が可能であることが十分確認された場合に転籍手続きを始めます。生徒が原籍校で履修していた科目を本分教室でも履修することにより，復学時に原籍校での出席として認められるのです。

　原籍校との協議で，退学後の復学が認められない，または分教室での出席が復学後に原籍校での出席として認められない場合等は，本分教室では基本的に転籍ではなく，「教育相談」で対応します。この場合，生徒は原籍校から配布された課題に取り組んだり，自主学習のために分教室を使用できますが，退院後に原籍校の出席としては認められません。

　医療従事者には，まず院内学級高等部の存在を知ってもらい，高校生患者および保護者に伝えて欲しいです。また転籍が認められなくても，原籍校の授業をインターネットで受講すると単位として認められる場合もあるため，病室や分教室のインターネット環境の整備を望んでいます。また生徒が原籍校に復帰する際には，支援会議の場で生徒の体の状況や学校生活での注意事項等を医療関係者から原籍校の教諭に伝えると，安心して生徒を迎えられるでしょう。

　「高校2年生で発病し入院，病棟側からの情報提供を受け，本人・保護者との面談を経たのち，県立高校から本分教室へ転籍した高校生」のケースを紹介します。転籍前に原籍校と復学や単位認定を確認し，「退院時に復学で

きること」を転籍の前提としました。この生徒の場合，治療期間中は入院していましたが，治療期間外は一時退院が認められていたため，分教室での学習は治療中に限られました。

　一時退院中の学習は，分教室の教員が自宅で取り組める課題を用意し，外来や再入院時に生徒が課題を提出することで出席として認めました。体調がすぐれない治療中における分教室での学習は，心身ともに不安定になることもあったため，主治医や担当看護師に病室での生徒の様子を聞くなどして対応しました。

　治療終了後に主治医や担当看護師，原籍校の担任・管理職等と相談を重ね，転籍日を決定して復学しました。高校3年生時の復学となりましたが，生徒が分教室で受けた授業が出席として認められ，無事に原籍校を卒業できたのです。

東京都立墨東特別支援学校 いるか分教室
梅原 彩・松田 奈実

《COLUMN》

「大学復学に向けての環境づくり」

　私は18歳の頃に急性リンパ性白血病になりました。

　発症当時は大学1年生で，風邪のような体調不良がありましたが，期末試験の時期なので，試験が終わったら病院に行こうと思っていました。ある日，熱が出ていたので，大学の保険医さんに一度診てもらった時，「すぐに病院で診てもらった方がいい」と言われ，病院で診てもらうと急性リンパ性白血病であることがわかり，そのまま入院となりました。

　試験期間中だったので，試験も受けることができず大学の先生とも相談をし，再試験を病院の無菌室で受けることになりました。大学も初めてのことで困惑したようですが，前向きに協議してもらいました。

　私自身も復学に前向きになることができ，必ず戻ろうと思い，治療に臨むことができました。

　約1年の入院生活を終え，復学にあたり大学の先生や保険医さんとも相談をし，保険医さんに休憩室を貸してもらうことができました。また授業には実習もあるため，感染症の危険性がある実習は，免疫力がついてから実施するよう配慮してもらえました。

　また，退院後の外来治療でも一時入院することがありましたが，友達の助けにより勉強を進めることができました。

　1年間の学生生活の後，再発をしてしまいましたが，再度，復学する際にも大学の先生や保険医さん，家族や友達の支えにより復学できました。

　いずれの入院も1年間の勉強の遅れは大きく，闘病中には勉強ができる環境が必要と思いました。また，闘病後就職を考えるにあたり，資格の取得を目指す制度等もあるといいと思います。

　こうして振り返ってみると，私は周りの人に助けてもらってばかりだなぁと感謝の気持ちでいっぱいです。周りの人のさりげない支援がとても大切に感じています。

古賀 裕治さん

3 就労

①背景・実態・問題点 − AYA 発症がん患者の就労問題

　AYA期発症がん経験者の就労の多くの問題は「①初めての就職活動時」「②復職（再就職）時」「③復職後」に生じると考えられるが，②と③に焦点をあてた研究が多く，①に関する知見はほとんどない。がん診断後6カ月〜14カ月以内に仕事を完全に辞めてしまったフルタイム就業者や雇用主の保険に加入していた人は，診断後15〜35カ月経過してもフルタイムの職に就けなかったとの報告がある[1]。また復職後の問題として，物忘れや集中力の低下等の認知機能の問題も報告されている[1]。長期にわたる非就労の状況は，経済的困難や保険加入ができないことで，必要な治療の継続やフォローアップのための通院ができないことにつながっていく[2]。治療後の健康問題に関しては，がん経験者自身が治療後の健康問題を把握し，職場での理解を求めることが望ましいが，病気についての伝え方に悩む経験者がいることも留意すべき点である[3]。

②推奨される対応

　AYA期発症がん経験者の就労の問題，とくに②復職（再就職）時，および③復職後の問題への対応は，成人期（40歳以降）発症がん経験者に対する就労支援が参考[4,5]となろう。

【がん確定診断時】多忙な臨床現場であるが，医療従事者は，がん確定診断時の患者やその家族の心理状態に配慮しつつ，患者の就労状況のアセスメントを行ってもらいたい。患者が就労している場合には，①早期に退職しないことを伝え，②院内の相談窓口を紹介し，活用可能な公的支援制度の情報収集等をうながすことも必要である[4,5]。

【治療全般を通して】がん診断・治療後もがん患者が就労を継続するためには，自身の病状，治療計画，治療により起こり得る副作用等を正しく理解している必要がある。医療従事者は，これらの情報をわかりやすく説明することが大切であるが，患者やその家族が一度の説明ですべての医療情報を理解することは難しいため，質問しやすい雰囲気づくりに努め，繰り返し質問に応じたり，治療計画等は文書にして情報提供したりするとよいであろう[4,5]。

　医療者との円滑なコミュニケーションを基盤に，患者が自身の病状等の説明力を向上させることが望ましいが，患者の職場に産業医や産業保健師等の産業保健スタッフが勤務している場合には，患者本人の意向と医療情報を職場に開示することへの同意を得た上で連携するとよい[4,5]。

【フォローアップ時】がん経験者の就労問題は，治療後の健康問題とも密接に関係している。先述の先行研究[1]が示しているような認知機能の低下は，仕事のパフォーマンスの低下や職場の人々との関係性にも影響が出ることが想像できる。したがって，フォローアップ時には体系的な健康問題のアセスメントと同時に，就労を含めた心理社会的問題についてもアセスメントを行うとよい。就労に影響を与えている症状のコントロールの方法などについて患者と話し合い，症状が軽減できるよう自己管理能力の向上を支援することも大切である。

発行元	題目	URL
がん情報サービス	公的助成・支援の仕組みを活用する	https://ganjoho.jp/hikkei/chapter2-2/02-02-02.html
がん情報サービス	がんと仕事のQ&A	https://ganjoho.jp/data/public/qa_links/brochure/cancer-work/cancer-work.pdf
厚生労働省	事業場における治療と仕事の両立支援のためのガイドライン	http://www.mhlw.go.jp/content/11200000/000490701.pdf
CanTeen（オーストラリア）	『Adolescent and Young Adult Oncology Psychosocial Care Manual』『Adolescent and Young Adult Oncology Psychosocial Care Manual』	https://www.canteen.org.au/health-professionals/research-and-evaluation/guidelines/aya-oncology-psychosocial-care-manual/

③利用可能なリソース

　表に，就労支援に利用可能なリソースを挙げる。

④モデルケース

　AYA期発症がん経験者は，診断後数年あるいは治療中に就職活動を行うことがあるため，体力的に就職して働き続けることができるのだろうかと不安に思うことも多い。関係性が良好だと感じていた医療者から，再発の可能性の低さや一般的な生活が可能であるとの説明を受けていた経験者の例では，就職活動を行う際に，医師の言葉を引用して自身の病状の説明を行うことができ，採用担当者に納得してもらえたと感じていた。また，自身の病状の理解のほかに，医療者から就職活動に関して励ましを受けたり，温かい言葉をかけてもらったりすることにより，就労に関する不安感が軽減し，自信をもって就職活動に臨めていた。

《COLUMN》

「職場復帰にあたり医療従事者にお願いしたいこと」

　25歳でがんになって——僕が，社会人2年目の時にがんになった経験から，医療関係者の皆様の心にとめておいて欲しいと思うことは，職場復帰後の働き方とお金に関してです。

　僕の場合，幸いにも治療開始してから職場復帰する約1年6カ月の間，会社が僕の復帰を待ってくれていました。職場復帰については，自分なりに徐々に体を慣らしていたつもりでしたが，予想以上に体力が落ちており，体調を崩して復職して約8カ月に退職してしまうことになってしまいました。「20代で若いから体力的にも大丈夫だろう」と過信し，がんになる前と同じ量の仕事量を復帰してすぐやろうとし過ぎたのが原因の1つだと思っています。その経験から，がんになってからの職場復帰はもちろん大変ですが，職場復帰した後も気をつけなければならないと学びました。医療従事者の方々には退院後，通院で病院に患者さんが通う場合，主治医とともにとしっかり話し合って治療やその後の復帰の計画を一緒に考えてもらえればと思います。また時と場合によっては，会社とコンタクトをとってもらえると，より一層患者としては安心できます。

　さらに若い世代は，貯蓄額が他の世代に比べて少なく，保険加入率も低いため，治療費をはじめとした費用の捻出が大きな悩みの1つです。検査費，入院費などの費用が必要なため，治療を優先させるがあまり，自身の生活が苦しくなるという場合も往々にしてあります。医療関係者の方とは治療"だけ"について話し合うのではなく，費用面や職場へのスムーズな復帰も含めてトータルな治療計画を一緒に立ててもらえると大変ありがたく感じます。

NPO法人がんノート 代表理事
岸田 徹

memo

4 リハビリテーションと身体活動

①背景・実態・問題点

　AYA世代のがん患者における身体活動上の問題点を考えた場合，血液腫瘍患者では化学療法や放射線治療，造血幹細胞移植による「廃用症候群」，脳腫瘍患者では「認知障害や構音・嚥下障害などの症状」，そして骨軟部腫瘍患者では四肢切断や患肢温存術による「活動性の低下」が挙げられる。またAYA世代患者のライフステージに注目してみると，就学期では体育，通学や学校生活での復学に伴う壁が問題となり，また就労期では身体活動の低下による就職制限，レクリエーションとしてのスポーツの受け皿が少ないことなどが挙げられる。

　一方，がん医療におけるリハビリテーションの必要性が近年注目されている。がんになると，がんそのものによる痛みや食欲低下，倦怠感によって寝たきりになることや，手術や化学療法，放射線治療によって身体機能の低下が引き起こされることがある[1]。そのため，様々ながん種においてリハビリテーションの有用性が報告されており，AYA世代でも同様に有効であることが示唆されている。AYA世代では身体活動が治療前と治療中で比較し，入院治療中の約8割で1日の歩数が1kmであるとの報告もある[2]。退院後の生活へのスムーズな移行が可能となるよう，とくに体力維持を目的としたリハビリテーションも重要となることが考えられる。

　AYA世代に特徴的ながんの一種である骨軟部腫瘍領域では，1970年代に化学療法が導入されて以降，化学療法と手術を組み合わせた集学的治療によって生存率が大幅に改善した。また患肢温存術の進歩により，現在では9割近くで患肢温存術による初回治療が可能となっている。その一方で，感染や緩みなどの術後合併症の問題，成長に伴う機能障害や活動性の高さ，長期的な耐久性が求められることなどの課題も明らかになってきた。

②推奨される対応

【ニーズを評価し，主体性を尊重したプログラムをつくる】 AYA世代がん患者にはサバイバーシップに関連した様々なニーズがあり，患者毎のニーズは個別性が高く，またライフステージによってもニーズの傾向が異なるとされている。また医療関係者の多くは，AYA世代がん患者が理想とする健康状態や必要とする医療サポートを過小評価，もしくは誤って理解している傾向があり，この傾向は業種や経験を問わずみられるとの報告もある[3]。

　AYA世代がん患者に対する対応として，カナダのPrincess Margaret Cancer Centerでは，包括的なサポートプログラムを2014年より行っている[4]。具体的には，まず臨床医が診断，治療，長期の合併症，有害事象について評価し，情報共有する。その後，専門的ながんおよびリハビリの専門家によってリハビリプログラムを作成し，監督していく。プログラムでは「楽しさをもたせることでアドヒアランスを向上させること」「教育的な側面ももたせ，親の過保護を減じ，子どもに主体性をもたせること」「理論的な枠組みに基づいて適切にデザイン・評価を行うこと」が重要なポイントとして挙げられている[5]。

【他職種・地域と連携する】彼らの自律性を重んじ，敬意をもった態度で患者ができることを尊重する姿勢，がん種，治療内容，合併症などを考慮しながら，適切な身体活動をテイラーメードに実施するというコンセプトは，AYA世代がん患者への対応を考える上で参考になると考えられる。そのためには，治療期間中から積極的に理学療法士，作業療法士，および言語聴覚士などのリハビリ専門スタッフと連携をとり，体力維持，機能回復に努めていくことが大切である。

　根治的・再発期・緩和的治療でそれぞれ目的が変わってくることもあるが，治療を進めていくための体力・機能維持，退院後の復学や在宅環境調整といった日常生活復帰のための生活支援，長期的なフォローアップなど必要とされる用途は多様であり，常に連携をとりながら対応していくことが望ましい。また専門施設で治療されることが多いことから，日常生活復帰後のフォローを行う地域との連携における情報共有に果たす役割も大きい。

③利用可能なリソース

　現在がん患者のADL（日常生活動作）および健康関連QOLの評価方法として利用されているものとして，EORTC QOL scoreやEQ−5D，SF-36などが挙げられる。また，骨軟部腫瘍における疾患特異的機能評価法としては，Musculoskeletal Tumor Society（MSTS）scoring system[6]やToronto Extremity Salvage Score（TESS）[7]がある。MSTS scoring systemは医療関係者による骨軟部腫瘍患者の治療後の機能およびQOL評価尺度であり，上肢・下肢それぞれ6つの項目より成る。またTESSは骨軟部腫瘍患者を対象とした患者報告式身体機能評価尺度であり，移動能力，更衣，労働を含む日常活動についての質問票である。現在，いずれも翻訳された日本語版が利用可能であり，その妥当性も証明されている[8,9]。

　AYA世代の四肢骨悪性腫瘍患者に特徴的な問題としては，成長に伴う機能障害や活動性の高さ，より長期的な耐久性に考慮する必要性，整容的問題などが挙げられるが，それらに対応して患肢温存術のoptionも，延長型人工関節，一時的スペーサー，生物学的再建，回転形成術など様々なものが考案されている。患者の年齢や疾患の部位，活動性，病期，嗜好性，またそれぞれの再建法の長所短所を十分に熟知し，患者，家族とよく話し合った上で決定することが重要である。

④モデルケース

　18歳男性，右脛骨骨肉腫。術前化学療法施行後に腫瘍広範切除＋腫瘍用人工関節置換術（脛骨近位置換）＋右腓腹筋内側頭移行術を施行した。治療終了後経過は良好で杖なし歩行も可能であったが，術後2年6カ月時，自転車で転倒した際に人工関節周囲の骨折を受傷。骨接合術を施行し，再度歩行可能となった。現在疾患の再発を認めず，趣味で登山も行っているが，担当医は再度の骨折や人工関節の破損などを危惧しつつ見守っている。

　本人の希望するスポーツやレクリエーションなどの身体活動への意欲を尊重しつつ，筋力，運動能力，患肢再建後の人工関節の状態など多面的な評価を行いながら，患者を見守る姿勢が必要であると考えられた症例である。

《COLUMN》

「地域・社会につなぐリハビリテーション」

【30代男性，会社員，グリオーマ（Grade Ⅲ）】 手術＋化学療法＋放射線治療後，強い眠気，めまい，認知機能の低下があり（MMSE：23/30），自宅療養している。日中寝ていることが多く，四肢の筋力低下をみとめ（握力：25kg），バランスも不安定である（TUG：11秒）。認知機能低下の自覚はなく復職を強く希望している。ADLは全て自立しているが，1人で公共の交通機関を利用することは困難である。身体活動量改善目的でご奥さんと2人でできる自主トレーニングを指導し，就労支援を実施できる地域作業所と連携・調整を行っている。

【20代女性，大学生，右利き】 左肩甲骨骨腫瘍に対して左肩甲骨切除＋人工肩甲骨置換術。

　左肩の機能障害に対して外来リハビリテーションを継続した。そのため十分な就職活動ができず，「私，障害者の枠で採用されていいのかな……」と葛藤を抱えていた。作業療法士からは，職業上制限される動作について，主治医，看護師，ソーシャルワーカー，そしてハローワーク担当者，大学就職部に伝えて就職活動を支援した。翌年，民間企業に事務系正社員として就職。術後2年，ISOLS：25/30（83％）。左肩挙上に制限（80°）があるもADLは全て自立しており，社会人として活躍している。

　AYA世代がん患者へのリハビリテーション（窪優子，2017）では，チームの中で，作業療法士からAYA世代がん患者の身体機能と精神面を評価して，多職種に伝わる形で示す必要があるとしている。作業療法士は患者の生活再建を具体的な支援につなげる必要があり，患者が自分らしく歩めるように併走し，「〇〇ができてよかった」を重ねることは，家族支援にもつながっていく。

※MMSE（Mini Mental State Examination）：一般的な認知機能検査で23点以下は認知症疑い。
　TUG（Timed Up and Go Test）：運動器不安定症の指標。
　ISOLS：患肢機能を治療者側が評価する疾患特異的評価法。パーセンテージが高いほど機能や満足度が高い。

国立がん研究センター中央病院 骨軟部腫瘍・リハビリテーション科
希少がん対策室員（サルコーマグループ）
櫻井 卓郎（作業療法士）

memo

5 食行動と栄養

①背景／実態／問題点

　がん治療は患者の食生活に大きく影響する。たとえば，化学療法や放射線治療に伴う重篤な口内炎，粘膜障害，吐き気・嘔吐，味覚障害，味蕾細胞障害など味覚・嗅覚の変化による不快感，摂食困難等による食欲不振で，一時的ではあるが，食することができるもの，味を感じられるものが制限され，食事が苦痛となる場合がある。逆に副作用により食欲過多となる場合もある。また頭頸部の手術後は，咀嚼や嚥下の機能が損なわれたり，ほかにも膨満感，便秘・下痢，血中の白血球・血小板・赤血球の減少など，様々な問題が栄養面に影響する可能性がある。

　AYA世代は自己管理力が成長途上であり，食行動の衝動性の自制が難しく，また心理的状態，治療状況等も，食行動へ様々な悪影響を及ぼす可能性がある。AYA世代のがん患者の調査では，特に10代患者が「病院食が好きになれない」と答えている[1]。告知直後は精神的ストレスによる食欲不振が体重減少につながる場合もある一方，運動・身体活動量の低下や，食生活の自制喪失に伴う過剰摂取から，過体重となる場合もあり得る。こうした食や栄養に関する患者個々の問題への対応において，管理栄養士の支援があることが望ましい。しかし現状の管理栄養士の配置数では，栄養管理・相談業務と並行して個別対応が難しい現状が報告されている[2]。また現在，第3次食育推進基本計画では若い世代への食育を積極的に展開しているが，AYA世代がん患者はこうした食育への参加が難しく，栄養教育や食情報を得る機会を逸し，「治療終了後は○○を食べると再発が防げる」等の疑わしい情報に惑わされたり，塩分や脂質が多い偏った食生活に陥る場合がある。その結果，晩期合併症として生活習慣病の罹患や治癒の質の低下につながる可能性もある。

②推奨される対応

【食生活の管理に参加するよううながす】心身ともに成長中であるAYA世代は未来を見据えた対応が必要である。告知後から積極的治療を経て，退院後に自立した社会生活を送り，健康管理を意識した食生活を選択できるように，長期的な食生活の支援と情報提供が重要となる[3]。身近な支援者や医療関係者が連携し，協力体制を整える必要がある。食生活の自立支援のための食・栄養教育を通した仲間づくりも推奨される。

【患者の状況や嗜好に合わせて対応する】積極的な治療中は，病状，心理的状況，個人的嗜好により患者に合わせた個別対応が必須であるため[4]，管理栄養士と連携し，患者の希望・意見をできるだけ取り入れた食事内容を工夫する必要がある。とくに若年のAYA患者の場合，治療の副作用による一時的な極端な食欲低下や，逆に食欲増進があり得ることを，治療開始前に患者本人と家族等支援者に伝え，無理強いをさせないような環境をつくることが大切である。たとえば治療の副作用で強い不快感がある患者が「好物でも食べたくない」と自身で判断した場合は「好物」と「つらい状況」が記憶でつながらないよう無理して食べさせないことも大切である。

　比較的落ち着いた容態の時には，患者の食の悩みを傾聴し，病状も考慮し

つつ食事の工夫をする。たとえば1食分の食事が食べきれない場合は少量を小分けに提供する。口内炎など炎症の痛みがある場合は刺激物を避け，優しい味のスープ等とする等，食形態や味付けの工夫をする。口腔内・消化管は免疫抑制状態にある場合，感染の侵入門戸であるため，生もの，熱いもの，粘膜に傷が付きやすいものなど，感染管理上避けなければいけない食品があることも考慮し，食事内容に注意することも必要である。

　治療中に濃い味付けを好むようになった患者は治療の副作用の影響も考えられるため，味覚異常の有無の確認も推奨される。味覚異常の場合は患者本人や調理支援者へ生活習慣病予防のため，濃い味付け等を控えるよう長期的な栄養教育も重要となる。

【家族の食生活を管理するAYAを支援する】AYA世代がん患者は，家庭において家族の食事の調理担当者となる場合もある。吐き気や味覚障害のため調理が困難な際は，電子レンジを活用した簡単な調理法を用いたり，惣菜・冷凍食品などを一部利用したり，患者の負担軽減を考慮しながら，食生活の自立を計るよう，助言することも大切である[5]。

③利用可能なリソース

　食育・栄養教育を含めた情報のオンライン提供は有効な支援手段である[6]。個別対応の食・栄養の情報としてオンライン[7,8]や書籍情報[5]などが活用できる。『抗がん剤・放射線治療と食事のくふう』には176品のレシピが症状別にどの料理が活用可能か一覧表示され，わかりやすく紹介されている[7]。AYA世代に限定しないが，仲間づくりができる参加型のがん患者の料理教室などの企画を通して，栄養相談等も可能な環境を作り，患者の社会的孤立を防ぎつつ，食の自立を支援する取組みもある[9,10]。

④モデルケース

　女子中・高校生（脳腫瘍患者）の事例がある。医師から治療の副作用の説明を受けていたが治療1クール目で口全体が口内炎となり，口に何かを入れるだけで痛みがあり食事ができない。さらなる放射線治療では患部が口の裏側であり影響が大きく痛みが強くなる。2クール目からモルヒネ使用で，吐き気が続き，咳や薬を飲むだけで嘔吐し，嘔吐が怖くて飲食ができない。嘔吐自体で体力が消耗され，さらなる食欲減退となる悪循環の状況であった。栄養士と相談し，具合が悪くない時に，患者の希望を聞きながら，はじめは朝食：コーンスープ，シソふりかけのおにぎり，昼食：うどん2，3本の少量を複数の回数にわけ提供した。うどんは1人前を準備したが患者が残しても無理強いをしないようにした。容態が落ち着いてきた時，治療中でもグレープフルーツだけは好んで食することができたため提供した。この患者が本来の食欲を取り戻すことができたのは，退院後，数カ月後であった。現在は，通常の食事が可能となり，日常生活でリハビリテーションを行いながら高校へ通学している。県外のがん患者の合宿で料理教室に積極的に参加するなど，食を楽しみながらコミュニティに参加し自発的に食・栄養を学べる状況まで回復している。

6 恋愛・セクシュアリティ

①背景・実態・問題点

　恋愛や性行為は生活の大切な要素である。外科治療，放射線治療，化学療法，ホルモン療法は，患者の性欲・性感・オルガズム・勃起機能等に様々な影響を及ぼす[1]。また性生活は，治療による生物学的な影響に加えて，心身の回復度，性的魅力に対する自己イメージ，性に関するパートナーとのコミュニケーション，全般的なカップル関係などの心理社会的な要因にも左右される。がん体験が本人やパートナーの心理や関係性に及ぼす影響は，内分泌障害や不妊のように治療に直結する医学的問題と比較すると，医療現場で顧みられることが少なかった[2]。

　思春期や若年成人期は二次性徴を経て性行為が活発化する時期であり，恋人をつくり，結婚や子づくりを考える年代でもある。AYA世代患者の性的発達や性機能障害，性関連の情報支援ニーズ関する研究は国際的にもまだ少ないため[3]，今後知見の蓄積が望まれる領域である。

　15〜39歳のがん経験者465名を対象とした米国の「AYA HOPE study」では，診断1年後に49%，2年後に43%の対象者が性機能や性的関係になんらかの悪影響があったと回答している[4]。米国とカナダの18〜40歳のがん経験者270名を対象とした研究では，対象者の57%が性に関する相談ニーズをもちながら，そのうち82%が支援を得られていなかった[5]。AYA世代がん経験者のアンメットニーズの質的研究をレビューし，58論文1,993名の体験について分析した研究[6]では，13種のアンメットニーズの中に，恋人との関係（新たにつくることや関係を続けること），がん罹患歴の開示のあり方が含まれた。

②推奨される対応

【発達段階に応じた情報提供】AYA世代の恋愛や性行為について考える時に重要なのは，世代の中の多様性である。一定の特徴があるものの，15〜39歳という広い年齢幅の中で，性的知識，性的パートナーや性体験の有無，婚姻状況などの条件は様々であり，直面する問題も異なる。

　思春期の場合は性体験がない，あるいは性的パートナーがいないと仮定せず，プライバシーが保たれる環境で，性行為が妊娠に結びつく可能性や避妊に関する情報を伝える必要がある[7]。親や健康な友人に性的な悩みを相談することは難しい思春期においては，医療者の関与が望まれる。より年長で性的に成熟している場合，治療法の選択は性機能や性腺機能の変化に直結する可能性があるため，可能な限り関連情報を治療選択時に提供できるとよい。

【カップルのコミュニケーションを促進】性に関する相談を受ける際は，情報提供とともにカップルのコミュニケーションをうながし，当事者自身が答えを見つけるように支える姿勢をとると取り組みやすい[2]。メイクの工夫等による外見ケアも効果的である。勃起機能不全や性交痛などの症状がある場合は，泌尿器科ED外来や婦人科と連携する。性交痛には水溶性腟潤滑ゼリーも有効である。

【具体的なケアの提案】AYA世代がん経験者に向けた一般的な情報提供や同

病者交流の媒体として，ソーシャルメディアの可能性が指摘されている[8]。双方向的に恋愛や性相談ができるサイトはまだ少ないが，がん経験者を対象とした介入研究で効果が検証されたプログラムを性カウンセリングの専門家が提供するオンラインサービス（英語，AYA世代以外も対象とする）の例もあり[9]，今後AYA世代がん経験者の性相談に向けてITを用いた支援の展開も期待されるだろう。

③利用可能なリソース

表1に患者に紹介できる国内のリソースを示す。

④モデルケース

恋愛や性生活に関する冊子や書籍，さらにAYA世代がん経験者が交流できる機会等の情報は，本人やパートナーにとって大きな参考になる。また，「医療者に恋愛や性の相談をしてもよい」というメッセージにもなる。外来やナースセンター，あるいは院内の情報コーナーに冊子や潤滑ゼリーを配置し，患者が自由に取れるようにしている医療機関もある。院内の勉強会のテーマとしてとりあげることも効果的だろう。

表1　患者に紹介できる国内のリソース

●『がん患者の＜幸せな性＞あなたとパートナーのために・新装版』（春秋社，2007）
　アメリカがん協会発行の患者向け冊子を翻訳した書籍。男女の正常な性反応，各種がん治療の具体的影響，性の健康を保つコツ，独身のあなたへ等を含む。

●『乳がん患者さんとパートナーの幸せな性へのアドバイス』
　http://www.nyugan.jp/ope/advice/index.html
　乳がん患者向けだが，がん全般に関する記載が多い。事例，性生活のヒント，パートナーができること等を含む。上記URLより閲覧可能。

●若年性がん患者団体 STAND UP!!　http://standupdreams.com/
　35歳までにがんにかかった若年性患者のための患者会。恋愛等の体験談も読めるフリーペーパー発行（上記URLより閲覧可能）や，会員交流会等を行っている。

●Pink Ring　http://www.pinkring.info/
　20代・30代で乳がんを経験した若年性乳がん体験者のための患者支援団体。正しい情報発信，同世代コミュニティの提供，研究支援を行っている。

●NPO法人 がんノート　http://gannote.com/
　がん経験者の体験をインタビュー形式でライブ発信する団体。スピーカーは若年患者が多い。「FRESH!」や「YouTube」から視聴できる。

《COLUMN》

「恋愛・セクシュアリティ
——がん対策に書かれていないが切実な問題」

　第3期がん対策推進基本計画では，小児・AYA世代のがん対策について「治療による身体的・精神的な苦痛を伴いながら学業を継続することを余儀なくされている者がいる」「晩期合併症等により，就職が困難な場合がある」などの記載はありますが，「恋愛・セクシュアリティ」について明示された箇所はありません。しかし，小児・AYA世代にとって避けては通れない密接な問題です。

　小児・AYA世代のがん患者を対象とした交流の場では，「好きな人ができた時に，自分のがんをどのように伝えたらよいのか」「がんの治療や身体の変化によって，性生活はどのように変わるのか」などのテーマが話し合われることがあります。周囲との社会性を築くということも，成長過程にある小児・AYA世代では，同じ立場にある患者や，「先輩」患者の具体的な思いや具体的な経験談が参考となり，心の支えとなることも多くあります。

　一方で，私は27歳の時にリンパ腫を発症しましたが，当時は同世代のがん患者との交流会の場もなく，妊孕性も失われたことで漠然と思い描いていた将来がすべて閉ざされたような絶望感の中で，今思えば抑うつ状態ではなかったのではないかと想像します。「恋愛・セクシュアリティ」は経験者による「ピアサポート」のみで対処できるわけではなく，時に専門の医療者による精神心理的なサポートや，性生活や性機能を失ったことへの医療者などからの助言や支援が必要な領域であることにも留意が必要でしょう。

一般社団法人 グループ・ネクサス・ジャパン 理事長
天野 慎介

memo

7-1 女性の妊孕性

①背景・実態・問題点

　がん治療成績の向上と生殖補助医療の技術的発展によって，治療後の生殖機能に関する問題が重要視されるようになった。米国では2006年に米国臨床腫瘍学会（ASCO）が米国生殖医学会（ASRM）と共同で発表した『がん患者のための妊孕性温存ガイドライン（2013年に改訂）』（表1）によって，小児・生殖年齢がん患者への治療に伴う妊孕性低下や妊孕性温存の選択肢に関する情報提供，およびがん治療に関わる Health Care Providers（医療従事者）と生殖医療専門家との連携の重要性が述べられた。

　本邦でも2004年の日本癌治療学会によって「悪性腫瘍治療前患者の配偶子凍結保存に関する見解」に端を発し，2012年には日本がん・生殖医療研究会（JSFP，2015年から学会）の設立および2014年『乳がん患者の妊娠出産と生殖医療に関する診療の手引き』の出版など（表1）を経て，2017年7月には日本癌治療学会によって，『小児，思春期・若年がん患者の妊孕性温存に関する診療ガイドライン 2017年版』が発表された。

　治療中のAYA世代がん患者（n=207），AYA世代発症がんサバイバー（n=136）に対する調査結果では，不妊・生殖機能に関する問題を「現在の悩み」として挙げた者が，それぞれ35.3%（5位），44.1%（2位）と健康なAYA世代（n=200）の2.5%（16位）と比較して高率であることが明らかとなった[1]。

　2017年7月時点では，沖縄，熊本，長崎，福岡，広島，岡山，兵庫，大阪，京都，滋賀，岐阜[2,3]，静岡，埼玉，栃木，宮城の15府県で地域がん・生殖医療ネットワークが組織されている（JSFP調査）。ネットワークが全国へ普及する方法と各ネットワークの実働状況や最適な連携のあり方に関しては，今後も検討していく必要がある。

②推奨される対応

【適切な情報提供を行う】がん治療医および生殖医療医の相互信頼に基づくがん・生殖医療の実践のため，情報提供にあたり以下の点に留意する必要がある。また適切な意思決定の前提条件として，本人にがんの予後について十分に伝達する必要がある。

①がん治療医は，患者にがん治療によって，将来生殖機能が低下する，あるいは喪失する可能性について説明する。

②施設内もしくは施設内に生殖医療医がいない場合には，がん治療医より施設外の生殖医療医の受診を提案する。

表1　性機能・妊孕性の情報提供元

American Society of Clinical Oncology（ASCO）
日本癌治療学会（JSCO）
日本産科婦人科学会（JSOG）
日本がん・生殖医療学会（JSFP）
滋賀がん・生殖医療ネットワーク，滋賀医科大学
Kameda Channel

③生殖医療医からもがん治療が最優先されることが前提となること，がん治療による妊孕性低下の可能性を具体的に説明する。

④生殖医療医は，生殖医療（妊孕性温存治療）の限界について説明する。

⑤生殖医療医は，妊孕性温存治療のスケジュールと費用負担を説明する。

⑥生殖医療医は，妊孕性温存の実施に関わらず，がん治療中およびがん治療後の生殖機能に関する相談や診療の場を提供できることを説明する。

【生殖医療医と連携する】妊孕性温存に関しては，診療科間，施設間，職種間の医療連携による患者支援が極めて重要となる。とくにがん治療医と生殖医療医との連携においては，「①がんの予後の見通し」「②がん治療の内容と緊急性」「③妊孕性温存治療にかけられる時間」の認識を共有する。また胚や未受精卵子の凍結に至った場合や，胚移植を計画する場合には，生殖医療医との密な連携が重要である。

【多職種により支援する】患者は生殖に関するニーズをがん治療医に直接伝えるとは限らず，看護師や薬剤師，がん相談員などが問い合わせの窓口になる可能性があり，がん治療医との職種間の情報共有が重要である。妊孕性温存の選択の際には，「自然妊娠の可能性に期待する」「将来子どもをもたない」「あるいは養子縁組制度や里親制度等により社会的に親になる」などの選択も含め，患者の意見を引き出し，安全な範囲で患者が納得して選択していることが重要である。

　このような意思決定においては，パートナーや家族とのコミュニケーションの状況の評価も重要であり，患者の意向を確認しながら必要に応じた支援を行う。また治療前と治療後では患者の意向が変わる場合や，妊孕性温存がうまくいかない，妊孕性温存を行っても妊娠に至らない場合もあり，がん治療の現場においても生殖医療医と連携しながら，継続した心理支援を行うことが求められる。

③利用可能なリソース

　上記の対応を実現する上で有用と思われるリソースを表2にまとめた。

④モデルケース

症例1：乳がん治療前（Ⅱ期　Luminal B），38歳既婚（結婚は3年前），不妊治療歴なし，未経妊

【がん・生殖医療外来受診までの経過】乳腺外科主治医より，術後の化学療法，ホルモン治療による妊孕性への影響について説明と生殖医療医受診が提案された。地域のがん・生殖医療ネットワークを介して，近くの指定されたがん・生殖医療相談（がん・生殖医療医）を受診した。

【がん・生殖医療外来受診後から乳がん手術まで】手術10日前に，主治医から原疾患の現状や今後の治療予定，さらにⅡ期の手術を前提に最大12週間の術後治療開始遅延が許容されることなどの情報提供書を持参し，夫とともに受診した。生殖医療医および看護師とともに各種資料を用いながら，化学療法や加齢による妊孕性低下リスク，妊孕性温存方法やそのリスク，生産率，要する経費，治療終了後の周産期リスク，がんサバイバーでも里親・特別養子縁組の対象となり得ることなどについて説明した。また，採卵に伴う

表2　利用可能なリソース一覧（2018年1月現在）

	リソース	種別	形態	
1	Fertility Preservation For Patients with Caner : ASCO Clinical Practice Cuideline update	医療者向け	PDF	
2	小児，思春期・若年がん患者の妊孕性温存に関する診療ガイドライン2017年版	医療者向け	書籍	
3	JSOG ART 登録施設一覧	医療者向け	Web	
4	乳がん患者の妊娠出産と生殖医療に関する診療の手引き 2017年版	医療者向け	書籍	
5	"がん"と診断された男性のための妊孕性温存について "がん"と診断された女性のための妊孕性温存について	患者向け	冊子	
6	がん・生殖医療　妊孕性温存の診療	医療者向け	書籍	
7	JSFP ホームページ	医療者向け・患者向け	Web	
8	小児・若年がん長期生存者に対する妊孕性のエビデンスと生殖医療ネットワーク構築に関する研究〜小児・若年がんと妊娠〜	医療者向け・患者向け	Web	
	パンフレット〈これからがんの治療を開始される患者さまへ〉	患者向け	PDF	
	パンフレット〈乳がん治療にあたり　将来の出産をご希望の患者さんへ〉	患者向け	PDF	
	がんと妊娠の相談窓口（がん専門相談員向け手引き）	医療者向け	Web	
9	若年乳がん患者のサバイバーシップ向上を志向した妊孕性温存に関する心理支援体制の構築〜若年乳がん患者さんに対するサイコソーシャルケア：夫婦で向き合う乳がん〜	医療者向け・患者向け	Web/PDF/動画	
10	総合的な思春期・若年成人（AYA）世代のがん対策のあり方に関する研究	医療者向け	Web	
11	病診連携フォーマット	医療者向け	PDF/Word	
	地域連携について	医療者向け	Web/PDF/Word	
12	妊よう性温存療法について（未受精卵子凍結，卵巣組織凍結の実施施設一覧）	医療者向け	Web/PDF	
13	OF-Net がん・生殖医療ネットワーク説明用画像	患者向け	動画	
14	がん治療を始める前に（1〜3）	患者向け	動画	

　　　治療の遅れやエストロゲン上昇リスクに関しては，ランダムスタート法やアロマターゼ阻害剤を用いた排卵誘発法などにより最小化を図ることができることにも言及した。
　　　現在の生殖機能の評価目的で，経腟超音波検査による胞状卵胞数（AFC）

解説	入手先	提供元
ASCO と ASRM によるガイドライン	http://ascopubs.org/doi/abs/10.1200/JCO.2018.78.1914/	American Society of Clinical Oncology(ASCO)
総論，女性生殖器，乳腺，泌尿器，小児，造血器，骨軟部，脳，消化器に分けて解説	金原出版	日本癌治療学会(JSCO)
各都道府県毎の医学的適応による卵子・胚・卵巣組織凍結登録施設一覧	http://www.jsog.or.jp/public/shisetu_number/index.html	日本産科婦人科学会(JSOG)
乳がん患者に対する妊孕性に関する問題を CQ 形式で解説。巻末に医療連携に関する流れ，がん治療医と生殖医療医間の連絡ノート等を収載	金原出版	
Oncofertility Consortium(米)の間者用ポケットガイドの JSFP による日本語版	日本がん・生殖医療学会(JSFP)	
がん・生殖医療に関して基礎から実践まで詳しく解説(312ページ)	医歯薬出版	
がん・生殖医療関連学会，シンポジウム等の開催情報，各種資料の提供(ダウンロード)	JSFP top (http://www.j-sfp.org/index.html)	
小児・若年がん長期生存者に対する妊孕性のエビデンスと生殖医療ネットワーク構築に関する研究(三善班)紹介。パンフレット(PDF)ダウンロード	小児・若年がんと妊娠 (http://www.j-sfp.org/ped/)	日本がん・生殖医療学会(JSFP)
各種資料の提供，私のがん・生殖ノート，がんと「妊娠，出産」について知りたいあなたへ(ダウンロード)	http://www.j-sfp.org/o-peace/	
研究の紹介，各種資料の提供(ダウンロード)	地域で完結することができる，AYA世代がん患者さんの妊孕性温存に関する支援プロジェクト(http://www.j-sfp.org/aya/)	
Oncofertility Consortium Japan で作成した病診連携フォーマット	岐阜大学病院がんセンター(https://hosp.gifu-u.ac.jp/center/gan/reproduction/gan-seisyoku.html)(暫定)	
各地域でのがん・生殖医療連携の現状，ネットワーク構築手順等	地域で完結することができる，AYA世代がん患者さんの妊孕性温存に関する支援プロジェクト〜地域連携について (http://www.j-sfp.org/aya/tiikirenkei/tiikirenkei.html)	
各都道府県毎の妊孕性温存対応施設一覧を表示	地域で完結することができる，AYA世代がん患者さんの妊孕性温存に関する支援プロジェクト〜地域連携について (http://www.j-sfp.org/ovarian/index.html)	
がん治療と妊孕性に関して，詳細にわかりやすく解説(約24分間)	http://www.sumsog.jp/files/description-for-clients.mp4	滋賀がん・生殖医療ネットワーク，滋賀医科大学
がん治療と妊孕性に関して，生殖医療，心理士，乳癌治療医がわかりやすく解説(約30秒〜15分)	https://www.youtube.com/user/kamedaChannel/	Kameda Channel

測定および血清中の抗ミュラー管ホルモン（AMH）値の測定を実施した。4日後に再受診し，治療前の生殖機能に関しては年齢相当と評価された。看護師との面談にて，今までに積極的な妊娠を企図して来ておらず，「乳がんに罹患しなかったら，このまま妊娠に関して積極的に考える機会ももっていな

かったため，今後の妊娠を考えるきっかけになった」との前向きな発言がみられた。妊孕性温存の判断は，術後に持ち越すことが提案された。

【乳がん手術と術後】 生殖医療医からも乳がん治療がなによりも優先されることを説明し，納得して予定通り乳がんの手術を受ける。術後回復良好につき術後4日目に退院した。

【術後7日目のがん・生殖医療外来再受診】 生殖医療に関して前回と同様の情報提供や質疑応答を実施した。患者および患者の夫は「妊娠について初めて考える機会をもった。がんに罹患していなければ，何も知らないままにこのまま妊娠不可能な年齢になっていたかもしれない。現在は夫婦で乳がん治療を最優先することの重要性を理解しており，治療による妊孕性低下やその対策のメリットやデメリットを納得の上で，妊孕性温存をしないという選択をしたい」と決断した。生殖医療医は，ホルモン治療による副作用や妊孕性に関して相談を希望する場合，いつでも受診できることなどを提案した。

症例2：乳がん治療前（Ⅱ期 Luminal B），31歳，未婚，未経妊

【がん・生殖医療外来受診までの経過】 症例1と同じ。

【がん・生殖医療外来受診後から乳がん手術まで】 手術10日前のがん・生殖医療外来では症例1と同様の説明がなされた。「治療前の生殖機能に関しては年齢相当」と評価された。将来の挙児希望は非常に強く，生殖医療医との相談の結果，乳がんの治療を最優先とした上で，医学的に安全と考えらえる範囲内での妊孕性温存治療実施を検討することとなった。

【乳がん手術と術後】 予定通り乳がんの手術を受けた。術後回復良好につき術後4日目に退院となり，最終病理診断の結果ではリンパ節転移が確定し，術後放射線治療と化学療法を行うこととなった。

　年齢が若いことと，病理所見，病巣の大きさなどから早めの治療を勧められた。放射線治療後すぐに化学療法を実施したいと考えるようになった。

【その後のがん・生殖医療医受診】 乳がん主治医と相談し，がん・生殖医療医を再受診した。研究段階の医療であることも理解した上で，治療が短期間で行える卵巣組織凍結保存を放射線治療後すぐに行うと決め，紹介状にある放射線治療のスケジュールをもとに，卵巣組織凍結保存のための入院を調整した。

症例3：ホジキンリンパ腫（縦隔）Ⅱ期，32歳，治療前，既婚（結婚後2年）

【がん・生殖医療外来受診までの経過】 原疾患主治医より化学療法（ABVD），治療効果判定により化学療法および放射線照射などを提案した。化学療法による閉経リスクは低リスクだが，生殖機能に関する説明を聞くことが望ましい。1カ月以内の化学療法開始を目指したい，などの説明を受けた。

【がん・生殖医療外来受診後の経過】 患者は夫とともに受診し，不妊治療を受けることを考えていた矢先の発症であり，夫婦ともに強い挙児希望が確認された。血清AMH値は1.4ng/mlと，卵巣予備能の低下状態が示唆された。

　症例1と同様の情報提供に加え，治療終了後の妊娠許可される時期につい

ての一般的コンセンサスはないものの，比較的予後も良好なことより5年間のフォロー中の妊娠も許容し得ることなども主治医からの情報をもとに説明された。また，各種ホルモン検査，夫の精液検査は問題なかった。さらに，妊孕性温存を検討する時間的猶予および排卵誘発等に要する期間を考慮すると，診断早期に紹介されたことが非常に良かったことも説明された。

　ABVD療法後の閉経リスクは低リスクとされているものの，卵巣毒性を有するアルキル化剤の使用，患者の不妊歴および現在の卵巣機能の状況，フォローアップ中の加齢も考えると，治療終了後の生殖機能が必ずしも楽観視できないことなどが説明された。

　2日後に再相談を受診し，妊孕性温存に関する理解の確認とともに，再度看護師とともに希望を十分に確認した上で，胚凍結の実施を決定した。妊孕性温存および治療後の不妊治療に関する利便性なども考慮し，自宅近くの生殖医療施設でのランダムスタート法により，排卵誘発から12日後に胚凍結を実施した。

症例4：ホジキンリンパ腫（縦隔）Ⅱ期，国際予後スコア0，治療前
21歳，大学生，未婚，妊娠歴なし
【がん・生殖医療外来受診までの経過】症例1と同じ。
【がん・生殖医療外来受診後の経過】患者は両親と受診し，ABVDによる卵巣機能への短期的影響と長期的影響についての説明を受けた。そのほか，症例1と同じような内容について説明を受けた。また，同日受けた超音波検査によるAFCや血清AMH値などの測定結果に基づいて，年齢相当の卵巣機能を有し，子宮や卵巣に異常は認められないとの説明を受けた。

　（がん・）生殖医療専門医の診察を受け，現在の卵巣機能や子宮に異常を認めないとの言葉に安心感を得るとともに，ABVDの予想される卵巣機能への影響についてよく理解できた。患者は（がん・）生殖医療医の立場からもがん治療が優先されるべきであるとのことや，卵巣機能に影響が出るような治療を追加せざるを得ない状況が生じた段階でも卵巣組織凍結保存が施行可能であるとの説明を受け，「早くABVDを受けたい」という気持ちが強くなった。

　ABVD施行前には，未受精卵子凍結や卵巣組織凍結などの妊孕性温存治療を受けないこととした。なお，GnRH agonist投与による卵巣保護作用についての効果は不明であるが，治療開始後の月経の状況が血小板減少などにより不安定になる可能性があることを回避する目的で，患者は両親とも相談の上で開始した。
【がん・生殖医療外来受診後から血液内科主治医再受診へ】ABVDを早期に受けたいとの申し出を行った。

各論

7 女性の妊孕性

7-2 男性の妊孕性

①背景・実態・問題点

　AYA世代のがん患者において，化学療法や手術などがん治療に伴う生殖および性機能への影響は非常に大きな問題となっている。AYA世代の男性のがんの代表は胚細胞腫（精巣腫瘍），リンパ腫などの血液腫瘍であるが，希少がんゆえの情報の少なさや，若年男性特有の「多くを語らない」という特徴と，医療者側の治療を優先させるという意識から，性機能や妊孕性についての説明がないがしろにされやすい側面をもっている。性機能・妊孕性についての説明が必要とわかっていても，説明ができていないケースが多くあることも問題であり，医療者側の意識および知識を増すことが重要である。また，すでにいくつかの都道府県ではネットワークが構築されてきているものの，どこの施設で精子保存や生殖補助技術を用いた治療が可能かを知らしめるネットワークの構築が急務である。

　転移を有する精巣腫瘍の場合を例に，治療の各ステップにおける性機能と妊孕性の問題点を示す。診断時に造精機能が低下していたり，射精や精子保存がうまくいかなかったりすることもあるため，単に精子保存の情報提供や生殖医療実施施設の紹介を行うだけでなく，継続した心理支援を行うことが重要である。

②推奨される対応

【精子保存について説明する】米国臨床腫瘍学会（ASCO）から「Fertility preservation for patients with cancer」や，日本癌治療学会から『小児，思春期・若年がん患者の妊孕性温存に関する診療ガイドライン　2017年版』が示されており，「精子凍結保存」について説明し，希望する患者には，化学療法開始前に精子保存を行うよう推奨されている。なお，抗がん剤は精子への影響がある可能性がある。薬剤の添付文書を確認するとともに，必要に応じて治療中の避妊が必要となることについても説明を要する。

【精子凍結を行う施設を検討する】【多職種での連携が必要】大学病院や総合病院では，泌尿器科や産婦人科が窓口となっていることが多い。その場合には，直ちに相談を行い精子保存の準備を進める。施設内での相談先が明確でない場合，相談できずに治療を開始してしまうことも考えられるため，多職種による連携が必要である。また，自施設で精子保存ができない場合は，速

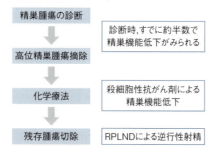

図1　精巣腫瘍治療の各ステップにおける性機能と妊孕性の問題点

やかに施行可能な施設を紹介し，治療開始が遅延しないよう配慮する必要がある。

【手術により射精障害や勃起障害をきたす可能性を説明する】後腹膜リンパ節郭清（RPLND）や大腸がん手術，骨盤内手術，脊椎手術などにより射精障害，勃起障害をきたす可能性がある。がん相談支援窓口や婦人科の医師など多職種で連携し，神経温存手術が可能な施設の紹介や，精巣内精子採取などの生殖補助技術についても併せて説明する。

【心理的な支援を行う】女性の相談員や女性看護師に相談しにくいということも想定されるので，男性医師や看護師・相談員が積極的に関わってゆく。漠然とした不安に対して支持的な態度で話を傾聴し，治療の流れを明確に示すことが重要である。現状と治療の流れを理解することで，漠然とした不安が取り除かれることが期待される。

　また，患者は「性機能」と「生殖機能」この両者を同じように考えている可能性が高く，化学療法によって障害されるのは，生殖機能であり，勃起などの性機能については障害されないことを示し，男性としての尊厳を維持できるように努める。

③利用可能なリソース☞**78頁を参照**

　下記のガイドラインなどが報告されており，精子保存の必要性や生殖補助技術についての記載・推奨がなされている。

・「「精子の凍結保存について」に関する倫理委員会報告」日本生殖医学会
　http://www.jsrm.or.jp
・「Fertility after chemotherapy for testicular germ cell cancers.」
・米国臨床腫瘍学会（J Clin Oncol. 1997;15:239-45.）
・『精巣腫瘍診療ガイドライン 2015年版』日本泌尿器科学会
・『小児，思春期・若年がん患者の妊孕性温存に関する診療ガイドライン 2017年版』
　日本癌治療学会

　また，下記のような患者会などピアサポートを実施している団体もあり，相談することも1つの手段である。

・日本がん・生殖医療学会　　　　　http://www.j-sfp.org/
・日本がんサポーティブケア学会　http://jascc.jp/
・精巣腫瘍患者友の会 J-TAG　　　http://j-tag.jp/

④モデルケース

24歳，男性，右精巣腫瘍，非セミノーマ，後腹膜リンパ節転移あり，Stage Ⅱ B，IGCCC poor risk，高位精巣摘除後化学療法開始にあたり精子保存の希望あり

　自施設で施行不可のため近隣専門施設を紹介したところ，1週間以内に精子保存可能であった。BEP療法4コース，TIN療法4コース施行し，腫瘍マーカーは正常化。残存腫瘍を認めたため，射精神経温存後腹膜リンパ節郭清を施行。術後射精機能は温存されていた。術後婚姻し，挙児希望。術後2年以上経過したが，再発を認めなかった。精液検査施行するも，精子数の減少を認めたため，保存精子を使用し，挙児を得た。さらに2年後精液検査にて精子数の回復を認め，自然妊娠で挙児を得た。

各論

7
男性の妊孕性

8 経済的問題

①背景・実態・問題点

　AYA世代がん患者には，「①就学もしくは十分な所得が得られず保護者が実施上の生計中心者である者」「②就労しており経済的に自立している者」「③自身が世帯主，もしくは世帯主の配偶者がいる者」がおり，それぞれに置かれた状況で経済的問題は異なる。たとえば，保護者が経済的負担を担っている場合には，壮年世代であるがゆえに所得が比較的高く，高額療養費の最高額を支払うこととなる。それまでの所得でライフプランを考えていたローンの支払いや，就学年齢にあるきょうだいや患者の教育費に加え，限られた医療機関でしか治療できない場合もあり，治療のための交通費・滞在費などの費用も負担となる一方で，共働の両親で支えていた家計が子どもの闘病に伴い離職をせざるを得ない状況も少なくなく，大幅な減収と支出の増加で困窮することもある。患者自身が生計中心者であれば，たちどころに減収につながり，治療ばかりか生活そのものの不安につながることも少なくない。家族がいる場合でも，減収の中で，時にローンを抱え，幼い子どもを養育しながら闘病することは，経済的な困窮にも陥りやすい状況である。

②推奨される対応

【ニーズの把握】診断早期から，患者のみならず家族へのアプローチが必要となる。高額療養費などの基本的な制度紹介だけではなく，休学・休職の制度，今後の治療に伴う身体機能やADLの変化が想定される場合には，障害関連の制度の紹介，民間保険の加入状況の確認（住宅ローンの軽減措置のある保険に加入しているか等），患者家族の経済的状況に応じた対応が求められる。

【相談支援センターへの紹介】患者の家族が相談しやすい相手は医師や看護師であるが，経済的な悩みは自ら相談しにくい事柄でもある。そのため，診断早期より，医師・看護師から相談支援センターの存在を紹介するだけではなく，できれば相談支援センターの相談員と話す場を設けるようにすると，経済状況の把握がしやすく，適切な制度の紹介やスムーズな手続きが可能となる。

③利用可能なリソース

　経済的負担を軽減する有用な社会資源・制度は「☞45頁 総論9. 経済・生活支援（表1）」で述べた。スムーズな制度紹介と手続きが可能になるよう，病院内のソーシャルワーカーにつなぐとよい。また，とくに年金などの手続きでは社会保険労務士の助言を得たり，小児・AYA世代がん患者会や支援団体にも独自の制度や情報をもっていることも多いため，情報を収集したい。

④モデルケース

Aさん：20歳（大学3年生）男性，脳腫瘍／家族：父53歳，母49歳，妹17歳，弟15歳

　進学のために一人暮らしをしていた長男が緊急入院し，手術となった。遠方より駆けつけた両親に，医師より「悪性の脳腫瘍であり，長期の治療が必

要なこと」「治療計画の説明とともに，しばらくは入院が必要となるため，入院中は近くに保護者にいてもらいたいこと」「また経済的な制度などについてソーシャルワーカーが力になるので，相談室に立ち寄って欲しい」と説明がなされた。

ソーシャルワーカーとの面接では，医療費が高額になるため高額療養費制度と限度額の説明，民間保険の加入の有無，母親が付き添うことに伴う母親の介護休暇制度や，大学への通学が難しくなることから学生相談室への相談事項などを確認し，手続きを行うこととなった。治療後，実家に戻り療養生活を送っていたが，再発がわかり，新たな治療を受けるために首都圏の病院へ転院となった。転院先のソーシャルワーカーにも，これまでの経緯が引き継がれており，今後の経済的な支援制度について話し合うこととなった。両親からは，治療が長期になり，共働きだった前年度の収入を基準とされた高額療養費の限度額が高額で経済的に苦しくなってきたこと，下のきょうだいたちの教育費，本人の希望のためにも大学にはいつでも戻れるようにと支払い続けている学費，首都圏での治療に伴う交通費や滞在費などの困難が吐露された。ソーシャルワーカーより，医師からの説明であったように今後の機能の低下に備えて，障害者手帳，障害年金の申請の手続きを進めることになった。手術から2年が経過し，患者は抗がん剤治療を受けながら在宅での療養となったが，手帳受給および年金の受給が可能となり，十分な経済的な支援とはいえないものの，患者本人の「家族に経済的に迷惑をかけている」という気持ちの軽減につながった。

Bさん：32歳，女性，乳がん／家族：夫33歳，娘4歳

乳がんと診断され，治療の説明とともに働き方や今後の生活のこと，経済的なことの相談窓口として，相談支援センターを紹介された。相談支援センターのソーシャルワーカーとの会話で，「高額療養費が活用できること」「勤務先の企業の規模であれば，加入している健康保険組合の付加給付制度もあるかもしれないこと」「同時に会社の休暇制度の確認をしてみること」を勧められた。また，結婚時に加入していた民間保険も，ソーシャルワーカーと一緒に確認したところ，通院時の治療も支払われることがわかり，安心した。将来，次子も考えていたため，医師からの説明のあった妊孕性温存についても，これからの治療や生活がどうなるかわからない中では，費用負担が心配だったが，補助があることを知って，夫婦で相談することとなった。治療が進むにつれて，高額療養費の限度額に届かない月があったり，電車での通院が難しい時のタクシー代や，浮腫のためのマッサージ代などが負担になってきており，ウィッグの作成も迷っていると，外来時にソーシャルワーカーに漏らしていた。居住地の自治体はウィッグ費用の補助があることをソーシャルワーカーから聞いて，さっそく申請の準備を始めた。

9 遺伝性腫瘍

①背景・実態・問題点

　がんは誰もがかかる疾患だが，その5〜10%は遺伝性腫瘍，すなわち，遺伝的にがんを起こしやすい体質が背景にあると考えられている。主な遺伝性腫瘍を表1に示す。

　ほとんどの遺伝性腫瘍において，がんそのものの性質は非遺伝性腫瘍と変わらないため，がんの状況からは「遺伝性」か「非遺伝性」かはわからないことが多い。しかし，がんの遺伝性を考慮することは，当該患者の治療選択や現在のがん治療が終了した後の，新たながん発症リスクを考慮した予防策を考えるために，あるいは血縁者のがんリスクを考慮した検診などの対策を検討するためにも，非常に重要である。表2に示す状況にあてはまる場合は，②に述べる遺伝性腫瘍専門外来に紹介することが有用である。

　日本ではこれまで，がんの遺伝性について話題にしたり，遺伝子の検査を行ったりすることには慎重な姿勢をとる医療者が多かった。たしかに，患者・家族にとって，がんというだけでなく，「それが遺伝性腫瘍かもしれない」という話が出ることで心理的負担が増す可能性もあるし，遺伝子の検査で結果を知ることを「こわい」と感じる患者・家族も少なくない。しかし，個々人にとってより適切な治療，予防を行うために，がんの遺伝学的側面を積極的に考慮することのメリットは大きい。腫瘍遺伝学は急速に進歩しており，その情報を診療に活かすことの重要性を，患者・家族に丁寧に説明していくことが肝要である。

　なお結婚，妊娠，出産などを考える時期あるいはそれに近い時期にあるAYA世代のがん患者・家族が，がんの遺伝性について知ることは，結婚や妊娠，出産などの決断に直接的な影響を及ぼす場合がある。医療者は，がん告知と同様に，遺伝にかかわる情報も差し控えることなく事実をきちんと伝

表1　主な遺伝性腫瘍

遺伝性腫瘍の名称	発症リスクが高くなる主ながん種	主な関連遺伝子
遺伝性乳がん卵巣がん	乳がん，卵巣がん （すい臓がん，前立腺がんなど）	BRCA1 BRCA2
リー・フラウメニ症候群	乳がん，骨肉腫，軟部肉腫，脳腫瘍， 副腎皮質がん，白血病，肺がん， その他いろいろながん	TP53
遺伝性びまん性胃がん	胃がん，乳がん	CDH1
カウデン症候群	乳がん，子宮体がん，甲状腺がんなど （消化管ポリープ，大頭症，皮膚症状も）	PTEN
リンチ症候群	大腸がん，子宮体がん，小腸がん， 泌尿器のがん，胃がん，卵巣がんなど	MLH1, MSH2, PMS2, MSH6
ポイツ・イエガース症候群	大腸がん，胃がん，乳がん，卵巣がん， すい臓癌など（消化管ポリープも）	STK11
家族性大腸ポリポーシス	大腸ポリープ，大腸がんなど	APC, MUTYH
多発性内分泌腫瘍症2型	甲状腺髄様がん，副腎の褐色細胞腫など	RET

※このほかにも，いくつかの遺伝性腫瘍が知られている
※必ずしもすべての種類のがんが見られるわけではない

表2　がんの遺伝性を疑う状況

1.成人・小児を通じて一般的に遺伝を疑う状況
●血縁者に比較的若い年齢でがんを発症した人がいる場合（目安は50歳）
●血縁者に同じ種類のがんを経験した人が複数いる場合
●血縁者に同じグループに属するがんを経験した人が複数いる場合（表1）
●同じ人が同時又は別の時期に複数のがんを経験している場合
●乳房や目など，2つある臓器の両方にがんが存在する場合
●1つの臓器にがんが多発している場合
●通常あまり見られない頻度の低いがんが見られた場合
●特定のタイプのがん（トリプルネガティブ乳がんなど）がみられた場合
●遺伝的ながん体質をもつ可能性が知られている民族の出身者（たとえば，アシュケ
　ナージ系ユダヤ人など）
●すでに遺伝性腫瘍家系とわかっている場合

2.特定のがん種により遺伝性が疑われる場合
●網膜芽細胞腫：遺伝性と非遺伝性のものがある
●ウィルムス腫瘍：遺伝性と非遺伝性のものがある
●脈絡叢腫瘍，副腎皮質腫瘍：家族歴がなくても単独でLi-Fraumeni症候群を疑う
●グリオーマ，髄芽腫，肝芽腫：大腸がんや大腸ポリポーシスの家族歴があれば，
　Turcot症候群を疑う（Lynch症候群と家族性大腸ポリポーシスにまたがる疾患）
●甲状腺髄様がん：多発性内分泌腫瘍症Ⅱ型

3.がん発症リスクが高くなる遺伝性疾患が背景にある場合
　免疫不全症を伴う疾患，色素性乾皮症，結節性硬化症，Sotos症候群，神経線維腫症
　Ⅰ型・Ⅱ型など多数

えることが重要であるが，その際には患者・家族の心理に十分配慮し，伝えた後にも継続的にサポートすることが大切である。

　また，がん治療が妊孕性に影響して挙児希望がかなわない患者に，次世代に体質が遺伝するかもしれないという話をすることは，患者の気持ちを傷つける可能性があることにも注意し，患者から子どもへという話ではなく親からその患者へという形で遺伝の話をしたり，患者の兄弟姉妹への遺伝的影響を中心に話をするなどの配慮を心がけたい。

②推奨される対応

【遺伝性腫瘍の専門外来に患者・家族を紹介するまでの関わり】すべての患者・家族を遺伝性腫瘍の専門外来に紹介することは現実的ではないため，一般のがん診療の中で，表1にあるような遺伝性が疑われる状況にある患者を拾い上げる作業が必要である。そのために最も重要なのは，がん患者・家族からの家族歴聴取であるが，綿密な家族歴聴取には時間がかかるため，問診票の利用などの工夫も考えたい。施設によっては遺伝カウンセラーや看護師が全患者での家族歴聴取を行っている場合もある。また，がん患者がその後の妊娠・出産を考えたときに自身の子どもに疾患が遺伝しないか心配していたり，小児がん患者の親が，次子や患者の兄弟姉妹におけるがんリスクを心配していたりする場合には，表1，表2の状況と関係なく，遺伝性腫瘍専門外来の利用を勧めることも有用である。

【遺伝性腫瘍の専門家による関わり】遺伝性腫瘍の専門家による関わりは，がん専門病院や大学病院などの基幹病院における「がん遺伝相談外来」「遺伝子診療部」「遺伝カウンセリング外来」などの名称で呼ばれる専門外来の受診によって行われる。そこでは，患者・家族の病歴や家族歴を聴取し，必

要に応じて遺伝学的検査（遺伝子検査）も行い，がんの遺伝性について評価し，それに基づいてその後の治療や予防（検診など）の方策を検討する。また，「遺伝カウンセリング」と呼ばれる形での情報提供支援も行われる。

【がんゲノム医療への対応】 現在，がん診療における遺伝子解析のあり方が大きく変化しつつあり，家族歴の有無にかかわらずがん患者において遺伝性腫瘍のスクリーニングを行ったり，遺伝性腫瘍の原因となる複数の遺伝子を一度に調べたりすることが行われるようになってきた。また，がんの性質の評価や治療選択のために手術で摘出したがん組織において後天的に変化した遺伝子の状況を調べる際に，患者が先天的に有している遺伝子異常も「二次的所見」として見つかってくる形で解析が行われる状況も散見されるようになってきた。こうした流れで，当該患者のがんが遺伝性のものであると判明した際には，遺伝性腫瘍の専門外来を受診する段階ですでにがんの遺伝性が判明している場合があるなど，従来の流れとは異なっている可能性があり，がん診療チームと遺伝性腫瘍の専門家の間の密な連携が求められる。遺伝子解析により判明した二次的所見の返却に関する院内外の指針や，インフォームド・コンセントの状況を十分に確認し，判断に迷う場合には倫理支援部門に相談するなどの対応も必要である。こうした状況は急速に動いているため，がん診療に関わる者が，がんの遺伝学的検査，遺伝子解析の流れや，いつどこで何がわかる可能性があるのか理解を深めておき，患者・家族の質問に的確に答えられるようにしておくことが重要である。

③利用可能なリソース

がんの遺伝性に関する情報は急速に変化しているため，最新の情報を得るには，がん専門病院や大学病院その他の基幹病院に設置された「がん遺伝相談外来」「遺伝子診療部」「遺伝カウンセリング外来」などの名称で呼ばれる専門外来の担当者と連携することが望ましい。

日本家族性腫瘍学会（http://jsft.umin.jp/）は，こうした遺伝性腫瘍の専門家の団体で，定期的に研修セミナーなどを開催しているほか，家族性腫瘍専門医，家族性腫瘍カウンセラー，家族性腫瘍コーディネーターなどの養成も行っている。

乳がんや大腸がんの遺伝性を考慮した診療指針としては，米国National Comprehensive Cancer Networkのウェブサイト（https://www.nccn.org/）内のNCCN Clinical Practice Guidelines in Oncology，NCCN Guidelines for Detection, Prevention, & Risk ReductionにあるGenetic/Familial High-Risk Assessment: Breast and Ovarian，Genetic/Familial High-Risk Assessment: Colorectalなどの指針の情報が最新である。

各遺伝性腫瘍の詳細な情報は，GeneReviews（https://www.ncbi.nlm.nih.gov/books/NBK1116/，疾患名で検索）およびその日本語版（http://grj.umin.jp/）から入手することも可能である。

④モデルケース

A子さんは20代前半で乳がんと診断された。がんの家族歴はないが，若年発症であることから遺伝学的検査を受けたところ，*TP53*遺伝子の変化

（異常）がみつかって，A子さんのがんの背景にはリー・フラウメニ症候群があることが判明，さらに，この遺伝子変化は父から伝わったものであることが両親の遺伝学的検査により明らかになった。

A子さんに対し，A子さんの体質として，リー・フラウメニ症候群により乳がん以外にも様々ながんが生じるリスクが他の人より高くなること，しかし，がんは早期に見つければきちんと治療できることが多いので，今回の乳がん治療が終了しても定期的に検診を受け続けていくことが大事であることなどが，がん遺伝相談外来の担当者から丁寧に説明され，今後の検診計画が立てられた。また，リー・フラウメニ症候群患者では放射線照射による二次がんの発症リスクが高いため，今回の乳がんの手術は，放射線治療を必要とする温存療法ではなく乳房切除（全摘）が選択され，その後の乳房再建についてもA子さんに情報提供がなされた。さらに，A子さんにおいては，妊孕性温存のために化学療法前に卵子および卵巣組織が凍結保存されているが，A子さんの子どもには1/2の確率でリー・フラウメニ症候群が遺伝する可能性があることも説明された。A子さんは今後リー・フラウメニ症候群に詳しい専門家から継続的に情報を得て専門的なケアを受けていくことになった。A子さんの家系においては，遺伝学的検査の結果TP53遺伝子の変化をもつとわかっている父の検診計画，および，父の血縁者への情報提供や血縁者の遺伝学的検査実施のプランも立てられ，がん遺伝相談外来が中心になってコーディネートしていく予定になっている。

こうした例のほか，大腸に多数のポリープができやがて大腸がんとなる可能性のある家族性大腸ポリポーシス患者，幼少時にがん既往があり遺伝学的検査も行われていてその結果を理解可能な年齢になってから伝えられる若年者など，様々な状況が考えられる。若年がん患者においてがんの遺伝性を考慮したケア，診療を行う際には，遺伝性腫瘍の専門家から情報を得ながら，患者の成長段階に応じて十分な情報提供を行うことが重要である。成人になっていなくても，遺伝学的検査やその結果わかったことなどは，本人の思いや理解の度合いに配慮しながら，何度でも丁寧に説明し，成長ともに説明を追加していく工夫が求められる。また，情報提供の際には，たとえば妊孕性が望めないかもしれないがん患者に子どもに疾患が遺伝する確率が1/2といった話をどのように伝えるか配慮するなど，遺伝に関連したことだけでなく，それぞれの疾患の特徴およびその特徴に応じた人生や生活上の苦労などを理解した上で話をしていくことを心がけたい。

《COLUMN》

「遺伝学的情報──真に患者・家族を支える医療とは」

　定期的がん検診を目的に，Li-Fraumeni症候群（*TP53*遺伝子陽性）の診断に至った高校生男子が，父親と一緒に小児がん拠点病院を紹介されて受診しました。本人は今回の受診を「母親が重い病気になったので，『子どもも健康診断をしておきましょう』と伝えられ，血液検査をしたら気になる結果が出たので，小児科に来ることになった」と理解していました。

発端者である親としての苦悩

　発端者は，1男1女の子育て中，共働きの30代の母親でした。最近，脳腫瘍を発症した母親は，高校生時代にもEwing肉腫に罹患しており，長い闘病の末に完治していました。母方親族には，若くしてがんに罹った方はいませんでした。46歳未満発症の多重がんであることから，「本人の今後の治療・検診を考えるため」に，また「子どものがん罹患が高率に懸念される家族性腫瘍ではないかを知るため」に，主治医から遺伝子検査（*TP53*遺伝子）を勧められたそうです。夫婦でずいぶん話し合い，父親は「費用はなんとかするので，家族の今後を考える上で役立つ情報が得られるなら」と，遺伝子検査を母親に勧めました。しかし，母親は気が進まなかったそうです。知ってしまったあとの精神的な負担の大きさに恐怖を覚え，これが子どもにも降りかかることを心配していました。結局，父親の強い勧めで母親は検査を行い，*TP53*遺伝子が陽性であることがわかり，検査・治療方針が再検討されることになりました。

　夫婦は「並行して子どもたちの検査をどうするか」を考えることになりました。母親は子どもの検査には反対でした。「母親が現在直面している将来への不安を子どもに背負わせたくない」「普通に生活させたい」「何かあったらその時に考えたい」という考えだったそうです。母親の気持ちを引き受けた上で医療者と相談した父親は，「詳細は伝えずに健康診断でちょっと血液を採ってもらおう」と，まずは長男だけを説得しました。長男は最初，「自分はどこも悪いと感じないし，学校を休みたくない」と乗り気ではありませんでしたが，父親から「お母さんが重い病気になったので，家族のことも心配だ，みんなで検査を受けよう。学校は休まなくても採血はできる」とうながされ，「父親がそんなに心配するなら」と，親想いの優しい長男は検査を受けることを了承しました。父親は再び費用を工面して，検査をした結果，「長男も*TP53*遺伝子が陽性」とわかったのです。父親は長男に "少し気になる異常" が出たから，小児科のある総合病院を受診した方がよい」とだけ説明し，母親の主治医から小児科宛の紹介状を受け取って小児科受診に至りました。

遺伝学的情報により生活は一変する

　これからが大変です。前医で行った "ちょっとの健康診断でわかった，気になる結果" の重大な意味を本人に説明しないとなりません。そして，無遅刻無欠席を目標にしていた彼を説得して，定期健診に通ってもらわないとな

りません。

　小児科医が「がんになりやすい体質であることがわかったこと」「早期発見をすれば対応ができるので，定期健診に通ってほしいこと」を父親と長男に伝えると，長い沈黙のあと，2人は目を見合わせてうなずいていました。質問がないか尋ねても，2人は「ありません」とだけ答えて，最初の検査日程を決めて帰宅しました。がん発症への不安や恐怖はその時点では表出されませんでしたが，母親の今後の経過やこれまでは気にならなかったであろうさまざまながんに関連した情報に触れることで，長男の心は大きく反応することでしょう。そして，自分の体質は母親から受け継いだものと改めて認識した際，母と子の双方に生まれるかもしれない複雑な感情にもこれから気を配っていく必要があります。

　また，「早期発見をすれば対応ができる」とは説明したものの，Li-Fraumeni症候群における早期発見のための検診プログラムはまだ確立したとはいえませんし，日本で対応できている施設はごくわずかです。経済的にも負担が大きいです。2回の遺伝子検査にすでに高額な支払いが必要だった上に，長期に及ぶ長男の検診は自費で行わなければならず，母親の治療費も高額です。共働きでなんとか生活していましたが，母親からの収入はもう期待できません。さらに，小学生の妹には，今後どのように対応していったらよいかも考えなければなりません。

周囲に波及するさまざまな影響を踏まえて支える体制

　遺伝子検査が生み出す情報として，医学的な判断のために有用とされるものが次々報告されています。しかし，「臨床的に意味のない変異」や「よい情報なのか悪い情報なのか現段階では判断しかねる結果」も知ることになります。さらに，遺伝子検査によって得られる情報には，当人だけでなく，家族の生活や人生設計，人間関係に影響を及ぼす可能性があります。したがって，がんの遺伝に関わる医療では，医学的な価値だけを強調し，それを患者・家族に押し付けるのではなく，患者，家族，それぞれの価値観を尊重した意思決定を支えることが最も大切だと思われます。

　そして，医学的な最善を実現するための体制（保険体制，経済的リソース，医療チームの成熟など）がないために，情報を得ても活用できないこともあり得るのが日本の現実です。「加速度的に進歩する遺伝学の現場」と「遺伝学から示唆される最善の医療を実現するための体制の構築が追いつかない臨床現場」との融合を早急に進めなければなりません。

聖路加国際病院 小児科

小澤 美和

10 意思決定，コミュニケーション

①背景・実態・問題点

　生涯発達の過程において，AYA世代は個人としての自立を獲得し，自己のアイデンティティを形成していく時期であるとされている。しかし，病前にどの程度自立が進んでいたかにかかわらず，多くのAYA世代の患者は，身体的・心理的・社会経済的に家族等のサポートを必要とすることが多い[1]。患者が認知的，情緒的に十分に成熟している場合であっても，法的な意思決定権をもつ保護者に最終的な判断を委ねざるを得ない場合も生じ得る[2]。「本邦のAYA世代患者とのコミュニケーションや意思決定がどのようになされているか」という全国的な実態は不明である。

　病気や治療に関する説明は基本的には医師から行われる。しかし，医師が患者とのコミュニケーションに苦慮する理由として，コミュニケーションスキルの不足や，保護者の反対等が挙げられている。コミュニケーションや意思決定がとくに課題となるのは，AYA世代の中でも未成年の場合であると考えられるが，「小児がん診療に携わる医師を対象とした調査」では，高校生患児に対し，「病名については患児本人に伝えている」と95%が回答した一方で，再発は83%，治癒不能であることについては35%，死が近いことについては24%にとどまることが示された。したがって，とくに病状が進行してからの時期には，患児本人への十分な病状説明や，それに基づく意思決定は行われていない可能性が高い。その理由としては，医療者の知識・スキル不足，親の反対[3]，小児・AYAの医療現場にある「希望を尊重する文化」に反するという考えがあること[4]などが報告されている。

②推奨される対応

【患者を治療に関する意思決定に参加させる】患者の価値観は必ずしも保護者や医療者と一致するとは限らず，患者の価値観や意向を意思決定に積極的に組み込むことで，患者の自主性やウェルビーイングが促進されることが指摘されている[5]。WHOはAYA患者が発達的，情緒的に準備ができている場合には，治療に関する意思決定に可能な限り参加させることを推奨している[6]。また，AYA世代の患者は，治療に関する話し合いに参加する能力を有し，また患者もそれを望んでいることが報告されている[7]。患者の意向を意思決定に反映させるためには，まずは必要な情報を十分に共有することが前提となる。この際，患者への情報提供に対して保護者の反対がある場合には，保護者の懸念や不安を傾聴し，対応について保証することで，理解を得るということが重要になる場合もある。

【患者が持つ医学的な情報を整理する】AYA世代の患者の認知機能や，病気・死の概念の発達は一般成人と同等であると考えられる。専門的な医学用語を多用することは避けるべきだが，平易な病気や治療に関する説明は，成人患者と同じようにAYA世代の患者は理解できると考えて問題ないだろう。近年インターネット環境の発達に伴い，主体的に情報を収集するAYA世代患者が多い[8]。情報へのアクセスが向上したことは，患者のリテラシーの向上に役立っている一方で，誤解をもたらし不安を喚起する場合もあるこ

とがわかっている。したがって，患者が自分で病気や治療について調べている様子がある場合には，その情報の信頼性について確認し，必要に応じてフォローすることが望ましい。

③利用可能なリソース

　医師が患者とのコミュニケーションに苦慮する課題に対しては多職種によるチームでの対応が望ましいと考えられる。たとえば，保護者の懸念を傾聴し，不安を低減することは，看護師や心理士といった職種が担うことが役立つ可能性がある。また，病気や治療について本人に説明することが推奨されるとはいえ，同時にそのことが患者にとって負担を伴うことにもなる。こうした際に，ピアサポートが有用であることが指摘されている[9]。とくに20代の患者は，病気について同世代の患者と語ることに対するニーズが高いことが報告されており，医療者には，患者会をはじめとするピアサポートに関する情報の提供が求められているといえる。

④モデルケース

Aさん，19歳，女性，5歳時に神経芽腫を発病し，多数回再発，ラストラインの治療中　病名，再発，転移については本人に伝えてあるが，現在行っている治療がラストラインであることについては，保護者の希望により伝えない方針を確認していた。ラストラインの化学療法開始後，本人より「私はいつまで治療できるの？」と看護師へ問いかける場面があった。その場では質問に答えることはせず，病棟カンファレンスにて話し合いがもたれた。病状を知りたいという本人の希望があると考えられたため，保護者に対してその旨を伝え，改めて病状説明の場を設ける方針となった。その旨を医師から保護者に伝えたが，保護者の同意は得られなかったため，心理士による保護者面談が行われた。病状説明後の患者の動揺を心配していること，患者の理解力を保護者が医療者のアセスメントよりも低く見積もっていること，説明後に患者とどう接したらよいかわからないという不安を抱えていることなどが明らかとなった。患者の理解力について一般的な知識や医療者のアセスメントを伝えるとともに，説明後の患者・保護者双方へのフォロー体制について保証することで，保護者の同意が得られた。患者自身がどの程度の情報を得たいと思っているかという点について医師が丁寧に確認し，現在の治療がラストラインであること，その治療が効かなくなった場合に取り得る選択肢等についての説明が行われた。一時的な流涙はみられたものの，患者に大きな動揺はなく，その後，治療や病状等についての質問を医師や看護師に日常的にするようになった。保護者の側には不安の高まりがみられたため，継続的に心理士による介入が行われた。療養場所や症状緩和のための治療方針等について，患者自身を含めた話し合いがもたれるようになり，患者の死後保護者からは「伝えてよかった」との声が聞かれた。

《COLUMN》

「患者という枠を超えて寄り添ってほしい」

　31歳，結婚の直前に乳がんと診断され，結婚，妊娠，出産という女性としての未来が崩れた気持ちになりました。「死にたくない」「胸を失いたくない」「子どもを諦めたくない」という想いの中で，一番迷ったのは妊孕性温存の意思決定でした。主治医は治療だけではなく，治療後の私の人生にも最大限寄り添ってくれましたが，診察室だけの限られた時間では，将来を見据えた治療選択は困難で，途方に暮れたこともありました。私は結果的に，人生においてなにを優先したいかを模索し，主治医と相談しながら納得のいく意思決定ができましたが，それは恵まれた環境であったことに後から気づきました。

　現在，若年性乳がん患者支援団体「Pink Ring」を通して，同じ立場から患者を支える活動をしています。多くの患者と出会い相談を受ける中で感じることは，若年性乳がん患者は，治療のことに加え，個々のライフフェーズによって，「恋愛・結婚」「妊娠・出産」「就労・転職」「夫婦間のコミュニケーション」「子育て」など，若年特有の多様な問題を抱えているということです。しかし，医療者には治療以外の相談ができず，一人で抱え込んでいる患者も少なくありません。

　若年特有の問題に関して，情報提供のみならず，その後の意思決定支援を含め，個々のライフフェーズに合わせた心理・社会的なサポートが，通う病院や住む地域に関わらず必要な患者に提供されることを望みます。

　私たちは，病院の中では"患者さん"と呼ばれます。しかし，病院の外に出れば，それぞれの生活があり，これから叶えたい夢，歩んでいきたい未来があります。"患者"という枠を超えたその先にある私たちの人生に少しだけ想いを馳せていただき，寄り添っていただければ嬉しく思います。

若年性乳がんサポートコミュニティ Pink Ring 代表
御舩 美絵

memo

11 配偶者（パートナー）の支援

①背景・実態・問題点

　がんの告知は患者本人にだけでなく，配偶者（パートナー）にとっても衝撃的な出来事である。とくにAYA世代がん患者の場合，配偶者もまたAYA世代であることが多く，AYA世代特有の医学的および心理社会的問題に夫婦で向き合わなければならない。

【心理的実態：配偶者のメンタルヘルスケア】がん患者の家族は「第二の患者」といわれるように，がんの告知は配偶者にとっても大きな心理的負担になる。実際，配偶者の40％にうつ病が見られたという報告もある[1]。また，がん患者の配偶者では摂食障害，睡眠障害といった抑うつ症状だけでなく，呼吸器感染症，高血圧症，免疫力低下が多く見られたという報告もあり，精神面だけではなく，身体面での不健康を引き起こす可能性がある[2-4]。

【AYA世代がん患者家族が置かれている社会的実態】AYA世代がん患者配偶者の多くは，患者と同様にAYA世代であることが多く，育児や仕事に奔走している年代である。また経済的にも決して充足している時期とはいえない。また，40歳以上の末期がん患者では介護保険の給付対象となるが，AYA世代は該当しない。

【医学的実態：がん治療による不妊について】AYA世代がん患者が配偶者と共有する医学的問題の1つに，がん治療に伴う不妊のリスクが挙げられる。子どもをもつことに関する価値観の差はあるにせよ，いつかは子どもを欲しいと希望しているカップルにとって，不妊になる事実を突きつけられることや，子どもをもつことを断念しなければならない状況に置かれることは，がんの告知に加えて，絶望，無念といった深い心理的負担を与える。

②推奨される対応

【配偶者のメンタルヘルスケアへの対応】患者自身の闘病を支えるためにも，配偶者のメンタルヘルスケアは重要である。心配が頭から離れない，食欲がない，眠れない，などの不安や気持ちの落ち込みを伴う場合は，精神腫瘍科に相談したり，家族ケア外来をやっている医療機関に紹介するのがよいだろう。

　また不安の原因が，病気に関する正しい知識の不足や，薬剤の副作用に関する誤解である場合もあるため，患者とともに正しい医学知識を理解するよううながす必要もある。

【AYA世代がん患者家族が置かれている社会的実態への対応】パートナーの闘病を支えるためにも，配偶者自身が置かれている社会的状況（会社員，主婦などの社会的役割）を維持することは大切である。そのためにも利用可能な制度や対応窓口を知っておくことはとても重要である。また当事者同士で問題を抱えるのではなく，周囲にも病気のことを理解してもらい，協力してもらうことが大切である。闘病中のパートナーと話し合った上で，職場の上司に相談したり，子どもがいる場合は学校や幼稚園・保育園の先生に相談したりすることも問題解決につながる可能性がある。

　また，生計中心者が患者になった場合は，治療費と生活費の支払いが負担になる場合がある。病気のため働けなくなった場合は，傷病手当を受けるこ

とができる場合があるため，職場や健康組合に相談をするのがよい。また，病状によっては障害年金や身体障害者手帳の対象となる場合もある。自治体によっては支援制度を整えていることもあるため，住んでいる地域の行政窓口に確認することも大切である。

③利用可能なリソース

現在，がん治療後の妊娠を希望するAYA世代がん患者に対しては，治療開始前にがん治療に伴う不妊のリスクと生殖補助医療を用いた妊孕性温存方法についての話し合いを設けることが国内外のガイドラインで推奨されている[5-7]。詳細は76頁 各論7. 妊孕性を参照のこと。

患者および配偶者は，がんの告知を受けた直後の意思決定能力が十分にあるとはいえない混乱期に，妊孕性温存の実施の有無を決めなければならない。そのため医療者は，適切な情報提供を行うとともに，その後の意思決定のプロセスについても支援するのが望ましい。

妊孕性温存をしておくことが将来の妊娠を確約するものではないという点で，年齢や病状によっては子どもを持つことを断念せざるを得ない状況がある。したがって，配偶者自身も「子どもを持たない人生」という選択肢について患者とともに考える必要がある。

●がん治療による不妊に関して（☞ 76頁 各論7.妊孕性）
●利用可能な制度や対応窓口の例
　・全般的な相談・どこに相談してよいかわからない時：
　　がん相談支援センター
　・心理的な相談：がん相談支援センターや精神腫瘍科
　・【介護】
　　介護休業・介護休暇：勤務先の人事・労務担当部署
　　介護休業給付金：勤務先所在地管轄のハローワーク
　　介護保険制度：市区町村の介護保険担当窓口，地域包括センター
　・【休職】
　　傷病手当金：会社担当者，協会けんぽ，健康保険組合
　・【障害】
　　障害年金：年金事務所，年金相談センター，市区町村の国民年金担当窓口
　　身体障害者手帳：市区町村の障害福祉担当窓口
●AYA世代がん患者の配偶者支援に取り組んでいる患者団体
　・Pink Ring（若年性乳がん体験者とその家族に対するプログラムを実施）
　・若年がんサバイバー＆ケアギバー集いの場 くまの間（がん種を問わず若年がんを経験したサバイバー・ケアギバーが対象）
　・Cancer Partners（がんを支えるパートナーのSNSサイト）
　・キャンサーペアレンツ（子どもをもつがん患者同士がつながるためのSNSサイト）

各論

11 配偶者（パートナー）の支援

④モデルケース

　30歳で乳がんの診断を受けた女性。夫は同じく30歳であった。2人とも会社員として勤務していた。診断時には結婚後2年が経過しており，そろそろ子どもが欲しいと考えていた時期でのがん告知だった。

　乳がん治療に対しては術前化学療法の後，手術，内分泌療法を5年行う方針となった。内分泌治療終了時には35歳を超えること，化学療法によって一定の卵巣機能低下が生じることを夫，本人に説明したところ，挙児の可能性を最大限残したいと希望されたため，術前化学療法開始前に胚凍結（受精卵凍結）を行った。

　化学療法が開始してしばらく経った頃，妻より，夫の元気がないと相談を受けた。がん告知の診察以降，夫と直接話す機会がなかったため，一度，仕事を調整し来院してもらうよう提案した。

　1週間後に夫は妻の診察に合わせて来院した。妻が化学療法を受けている間に，夫のみと話す時間を設けた。夫からは以下の訴えがあった。

　夫は若くして乳がんを罹患した妻を支えたいと思いつつも，自分自身も若くしてがん患者の家族になった事実を受け入れられずにいた。自分の両親以外は，友人や会社の同僚，上司にも相談することができなかった。夜にふと目が覚め，妻の病気のことを考えては，将来を不安に感じることもあった。化学療法が開始し，副作用で苦しむ妻の姿を見ていると，いたたまれない気持ちになった。どう支援したらよいのか，どんな言葉をかけたらよいのかも正直わからないという。

　夫の話を傾聴し，すべてを今すぐ受け入れる必要はないこと，妻と同じ目標を共有し，長い闘病生活をゆったりとした気持ちで乗り越えて欲しいと伝えた。また，家族支援の窓口，不眠などの症状がある場合は精神腫瘍科に相談できることを伝えた。

　その後しばらくして，妻より，夫が上司に自分のことを相談したところ，実は上司の妻も数年前に乳がんを治療していたということがわかり，それをきっかけに少しずつ元気が出てきたと報告を受けた。妻の乳がん治療は順調に経過し，無再発のまま5年間の内分泌治療が終了した。

　内分泌治療期間中，何度か本人より治療を中断し妊娠を試みたいとの希望があったが，がん治療医の立場としては，適切な術後治療を行うことを勧めた。夫も，本人のがん治療を優先にしたいという希望があった。本人が悩む度，がん治療医，生殖医療専門医，看護師などが相談窓口となり，知識の整理や，将来の挙児希望に対する共感と支援を行った。

　ホルモン療法終了半年後，夫，がん治療の主治医，生殖医療の主治医と相談し，凍結胚移植を行ったところ，妊娠が成立し児を出産した。

　がん治療費に加え，生殖医療に要した医療費は約300万円を超え，30歳代の夫婦にとっては大きな負担であった。その都度，ソーシャルワーカーに相談し，高額療養費制度，医療費控除の申請を行った。また，本人は約1年間休職したため，勤務する会社に対し傷病手当の手続きを行った。

《COLUMN》

「パートナーに必要なサポートとは」

妻のがん治療が終わってから6年以上が経過した今，あらためて当時のことを振り返りますと，パートナーにとって有意義だった周囲のサポートは「①治療に関する選択肢」「②将来について考えるきっかけ」「③患者の家族との交流」の3点です。

①治療に関する選択肢

告知後まずは治療に関して1種類の治療法ではなく複数の選択肢やオプションを示して欲しいと思います。

私の場合は後々の結末を受け入れられるよう治療法について合理的な判断をするためにメリットやデメリットを整理することで冷静さを取り戻し，つらい気持ちが自然と和らいでいったからです。

周囲にはこうしたプロセスにおける，頭の整理の付き合い・壁打ちの相手になっていただけると助かります。

②将来について考えるきっかけ

一般的に患者もその家族も告知された後は不幸な結末を想像してしまい，ネガティブ思考に陥るものだと思います。そうした状況下では，治療後の明るい未来を家族で語り合うことができる "なにか" が得られると気持ちの切り替えが可能です。

私たち夫婦の場合は主治医から受精卵凍結の提案を受けたことで将来について話し合うことが増えました。今思うと，この提案がきっかけで気持ちがガラリと前向きに変わりましたから，重要なポイントだったのだと思います。

③患者の家族との交流

妻が若年性乳がん患者の会に属し，患者とその家族が集まる機会もあったことから，次第に患者の家族との接点が増えていきました。患者の家族の気持ちは患者の家族にしかわかりませんから，こうした接点は自身のメンタルヘルス向上に非常に有効なものでした。

北原 庸平さん

《COLUMN》
「子育て世代の親の苦悩」

　私が手術をした2001年には，医療関係の方から患者の家族への支援という考え方はなかったように思います。

　乳がんの告知を受けたのは，2人目の子どもを出産してから1週間後の入院中のことでした。産まれたばかりの赤ちゃんと1歳の2人の育児をしながら乳がんの治療をすることになったわけですが，入院，手術，2カ月間毎日の放射線治療，半年間の抗がん剤治療と夫婦2人では，乗り切れるわけはなく，1年間，双方の両親の世話になったのです。抗がん剤の点滴の後は，何日間か起きられなくなります。家事はできません。

　検査で骨シンチグラフィを受けた日は，「赤ちゃんが被ばくするので接触しないように」と言われたのですが，家に帰れば「ママ〜」と駆け寄って来るのでとても悲しかったのを覚えています。

　2008年に3人目の子どもを妊娠した時に，先生に「産んでもよいか」と質問に行ったところ，「産みなさい。おめでとう」と言ってもらえました。

　定期検診の時に子どもを連れて行った時に，先生は家族の写真を撮って，カルテに貼ってくれていました。

　次回の診察の際に，「子どもはいくつになった？　大丈夫？」と聞いてもらえました。それだけで安心し，嬉しかったです。

　医療事業者に望むこと——医者にとっては数多くの患者の一人ですが，一人ひとりが，家族の中ではかけがえのない大事な人なのです。家での母としての生活を想像してください。「先生は手術が終わったら忘れてしまうのかな」と思うのはつらいものです。術後も患者の気持ちに寄り添っていて欲しいです。

西村 瑞枝さん

memo

12 親・きょうだいの支援

①背景/実態/問題点

　AYA世代は心理社会的に親から自立を果たそうとする時期であるが，がんの罹患や長期にわたる治療で親への依存を余儀なくされる。一方，心配をかけさせまいと親には病名や病状，治療内容等は伝えずに治療を受けているYA世代の患者もおり，医療従事者のAYA世代の親との関わりは様々である。

　病状を伝えられた親にとって，わが子が若くしてがんを発症した事実は受け入れがたく，子どもの辛い状況を目の当たりにして同じように思い悩む。何よりも我が子を失ってしまうかもしれないという衝撃は計り知れず，おそらくそれは年代に関わらない親の心情であろう。

　がんの診断を受けた子どもの親は，罪悪感などの感情を抱いたり，不安，抑うつ，PTSS（心的外傷後ストレス症候群）といった精神症状など，さまざまな心理的反応を呈することがある。これらの心理的問題は全ての家族に生じるリスクがあり，診断時からの時間の経過を問わず，治療終了後も長期にわたって持続する可能性がある[1]。多感な時期にある思春期のきょうだいは家族の関心が患者に集中することで疎外感や孤独感につながり，これらの否定的な体験が親との関係性を悪化させる要因となり得る。一方，成人期にあるきょうだいは，AYA世代のがん患者にとって親に言えない悩みを相談したり，心理社会面における良き支援者となったりすることも多い。

　AYA世代は自分の価値観を確立し，治療選択や生活について自ら意思決定しようとする時期である。それゆえ，親に心配をかけまいと感情表出が少なくなり，患者-家族間のコミュニケーションが困難となることがある。思春期世代で予後不良の場合は，まず家族に病状説明がなされることが多い。家族は患者がショックを受けることを恐れるあまり，本当のことを伝えられず，患者の意思を確認できないまま終末期に移行することがある。また，それまで一人で，もしくはパートナー等と治療の選択を行ってきたYA世代の患者の親やきょうだいが，終末期になってから初めて状況を知ることもある。そのため，患者と家族あるいは家族間で意見の相違が生じたり，患者の希望に沿った終末期の過ごし方を一緒に考える機会を逸してしまうことがある。

②推奨される対応

【家族アセスメントと専門家へのコンサルテーション】子どもががんと診断された家族の衝撃や受け止められない想いを理解し，家族自身の感情表出をうながせる場を提供するとともに，患者の病状を正しく理解できるよう支援する。家族がどのように対処しようとしているか，家族間で意見の不一致や対立がないか，ソーシャルサポートが得られているかなどを幅広くアセスメントし，心理的問題が生じる前に予防的に対応する。必要に応じてメンタルヘルスの専門家に紹介する。また，親やきょうだいに伝えられないこともあるため，可能な限り患者の家族状況もアセスメントし，患者が迷っていることや誰からどう伝えるのがよいかを話し合い，患者自身が決定できる支援も必要となる。

【患者と家族のエンパワーメント】長期的には，家族が支配者，庇護者ではなく，相談者，助言者，支援者としての役割を発揮し[2]，患者を一人の大人

102

として尊重して関わることができるように支援する。親の加齢に伴い，キーパーソンがきょうだいやパートナーに移行することをふまえ，周囲の関係性を把握して必要な情報提供を行う。

【コミュニケーションの促進と情報共有】終末期においては，家族が意思決定に関与している場合には，患者と家族の双方が納得できるような意思決定プロセスとなるよう支援することが重要である。患者・家族間のコミュニケーションを促進し，家族が患者の希望に添えたと感じられるよう支援する。また，これまでの経過において自身で自己決定をしている患者は，孤立することもあることから，患者の意思を尊重しながら，医療者側から家族や周囲の縁者などに働きかけていくことも必要となる。医療者間で患者と家族の意向に関する情報を共有することが，スムーズな支援につながる。

③利用可能なリソース

医療費助成などの社会資源に関する情報は，診断初期から家族が必要となるサポートが得られるため活用したい。（☞43頁 総論9. 経済・生活支援）また，患者の将来を考える上で就学・就労は大きな悩みとなるため，学校との調整方法，転学・転籍に関する相談，就労支援等の情報なども重要なリソースである。疾患や治療に関することだけでなく，療養生活や親・きょうだいに関する問題の相談支援先として，がん診療連携拠点病院等のがん相談支援センターや，がん患者と家族を対象とした患者団体，サポートグループ等や，きょうだい支援のためのガイドライン[3]もある。また，心理的問題を抱えている家族には臨床心理士の介入や，カウンセリングも有用になる。

④モデルケース（支援がうまくいった例）

20代女性，急性リンパ性白血病再発のため再入院となった。患者は再発を受け止められず，思うように感情表出できないまま治療開始となった。治療に伴い体力が低下していく娘の様子をみて，母親はたびたび涙を流していた。治療方針決定においては，本人の意向よりも父親の意向が優先される傾向にあり，家族間で十分なコミュニケーションが図られていないと推察された。2歳上の姉は時々面会に訪れるが，父と母の様子に戸惑っている様子だった。

患者と家族の支援において多職種によるアプローチが必要であると考え，医師，看護師だけでなくリエゾン看護師，薬剤師，臨床心理士，MSWがチームとなり，患者と家族員一人ひとりが感情表出しやすいような環境を整えた。スタッフの迷いや不安も多職種で意見を出し合い，共通認識を持つことで一貫した対応が可能となった。患者には症状緩和のためのケアを十分に提供すると同時に，自分の想いや希望を話してもよいことを伝えた。患者と家族双方の意向を確認し，それぞれの希望や意思を尊重するように関わった。患者は母親が自分のことで体調を崩していることが心配であると姉に相談することができ，姉の勧めで母親はカウンセリングを受けることができた。母親は自身の体調や娘の病気のこと，父親への感情を吐露することができ，面会中も穏やかに過ごすことができるようになった。父親は「自分が頑張らなければと思ってしまったが，娘の気持ちが大切だと思う」と話すようになり，家族間のコミュニケーションが増えていった。

13 子どもの支援

①背景・実態・問題点

　20～30代の若年成人がん患者には，子育て中の患者も少なくない。国立がん研究センター中央病院に入院する若年成人がん患者のうち，18歳未満の子どもがいる患者の割合は約3割だった（2016年度）。すでに欧米では，がん患者やその家族の個別ニーズに応じたチャイルドサポートが取り組まれている。日本でも近年，その重要性が認知されつつあるが，医療施設に従事するチャイルドサポート専門職が不足しているため，医療従事者，とくに看護師が中心に模索しながら子ども支援に取り組んでいるのが現状である。

　このため，医療従事者においても，若年成人がん患者やその子どもへの支援について，理解を深めることが求められている。親（患者）の側では，子どもの気持ちを気遣って，病状を秘密にする場合が少なくない。他方，子どもの側では，親の変化に気づくが，理由がわからないために，自分を責めたり，過剰な不安を抱えたりする。医療従事者は，どのように，若年成人がん患者やその子どもが抱える思いに寄り添いつつ，支援を行っていけばいいのか。これは，病院での子ども支援にとって重要な課題である。

②推奨される対応

　若年成人がん患者の子どもは，小学生以下であることが多い。「がんは，風邪とは異なり，うつらないこと」「誰かが悪いことしたからがんになったわけではないこと」は，乳幼児でなければ，理解できる年齢である。子どもにとって，病院は非日常的な空間であり緊張を感じるため，医療従事者の側から積極的に関わりをもつことによってその緊張を緩和していくことが大切である。そうすることで，子どもは，親（患者）と日常的な関わりをもちやすくなり，親の病状の正しい認識にもつながることになる。その際，医療従事者が行う子ども支援のポイントは4つ（頭文字で「し・り・た・い」）ある。

【し：質問にわかりやすく答える】親（患者）の身体症状や医療器具を気にすることが多くあり，子どもが触っても大丈夫な部分や，注意すること，親にしてあげられることなど，子どもが迷わずに親と関わりをもてるよう，わかりやすく説明することが大切である。

【り：理解のし方に合わせて語る】子どもの発達段階に即して説明する（たとえば，未就学児には目に映る親がどういう状態か，小学生にはさらに理由も加える）。また，子どもの年齢に関係なく，「（親は）これまでと同じように○○ちゃんを大事に思っている」ということが伝わるよう言葉をかけることが大切である。

【た：タイミングを見ながら関わる】医療従事者の望むタイミングで子どもと関われないことがある（子どもが病院に来たがらないなど）。その場合，子どもや家族の想いを否定せず，折をみて子どもの様子を養育者に聞くなど，家族が必要とするタイミングに備えて関わりを保つことが大切である。

【い：いつも通りの生活を維持できているかを確認する】親の入院によって内面に不安を抱く子どもにとって，外的な環境（日常生活）が，これまで通

り予測できるパターンで繰り返されることは，心身のバランスの安定につながる。家族には子どもの生活を確認し，子どもには「いつもどおりで大丈夫。心配な時は聞いてね」と声をかけることが大切である。

③利用可能なリソース

1. 子どもをもつがん患者・家族のため
・NPO法人 Hope Tree のホームページ　https://hope-tree.jp/
・冊子「がんはどんな病気？」（Hope Tree プロジェクトチーム）
・冊子「私だって知りたい！」（Hope Tree プロジェクトチーム，マーサ・アッシェンブレナー）
https://www.novartis.co.jp/our-work/disease/kokoro/

2. がんの親をもつ子どものための絵本
・『おかあさん だいじょうぶ』
（乳がんの親とその子どものためのプロジェクト，小学館，2010年）
・『ある日，お父さんお母さんががんになってしまったら』
（Ann Couldrick，ピラールプレス，2016年）

3. がんの親をもつ子どものサポートグループ
・CLIMB（クライム）　https://hope-tree.jp/program/climb/

④モデルケース

患者：Ａさん（20代後半，女性，乳がん）／家族：夫（30代前半），息子（6歳），娘（4歳）※Ａさんの両親（50代）が入院中は子どもの世話を手伝う

　入院当初，Ａさんは「私はダメな母親です。子どもには黙ってればよかったかな」と涙を流した。Ａさんは子どもたちに入院前日，おっぱいの悪いところをとるために病院にお泊りすると説明した。入院後，娘は「ママ，いつ帰ってくる？」と何度も聞き，息子は入院日に泣いたきりＡさんの話を全くしなくなった。これを聞いた医療者は，Ａさんに「入院前の対応は十分であったこと」「子どもの反応は異常なものではないこと」を伝え，今後の子どもへの関わり方をともに話し合った。この結果，なるべく子どもの生活をこれまで通りに保ち，子どもへのスキンシップを多めにとること，また退院予定日まで子どもがカレンダーに毎日好きなシールを貼ることを試してみることになった。子どもたちはシール貼りを喜び，寂しさを感じつつも，母親の不在が期限付きであることを理解した様子だった。

　手術後，子どもは，以前のようにまだ腕を動かせない母親（Ａさん）の姿に戸惑っていた。その様子に気づいた看護師は，子どもに，一時的に腕を動かしづらい理由と注意点を伝え，これまで通りに手をつないでも，そばにいても大丈夫であることを伝えた。すると，娘は母親の膝に自分のお気に入りの人形を置いて遊び始め，息子は母親の横に座り，パジャマの裾を握って笑った。その後，Ａさんは，「病院にいても母親らしいことできますね」と語り，手紙やメールで子どもに愛情を伝え，そのお返しに子どもからも絵や折り紙を受け取るやり取りが続いた。そしてＡさんは退院した。

14 エンド・オブ・ライフ・ケア

①背景・実態・問題点

病気のため死が避けられない人生の最終段階（エンド・オブ・ライフ——End of Life：EoL）において，患者本人はもとより，家族にとっても質が高く，苦痛のない，そして尊厳に満ちた生活を実現できるように全人的ケアを実践することが，緩和ケアの一環としてのEoLケアの本質的な理念であるといえよう。ここでいう全人的ケアとは，「苦痛」を身体的な苦痛としてのみとらえるのではなく，心理的，社会的，スピリチュアルな要素も含んだ「全人的な苦痛」としてとらえて積極的にケアすることを意味する。

【エンド・オブ・ライフにおける苦痛な症状】がんは病気の進行に伴い，様々な苦痛な症状が出現し，悪化してくるのが一般的である。一例として，スウェーデンの全国調査に基づく，16歳以上の小児がん患者が最後の1カ月に中程度以上に影響を受けた症状の出現した頻度（%）を表1に示す[1]。このようにとりわけ死期の迫った時期には，多くの症状が患者を苦しめることが理解できる。

そして，こうした苦痛な症状は身体的な問題にとどまるものではないことにも注意が必要である。たとえば，痛みがあるということは，心理的な苦痛（「病気が悪くなっているのではないか」といった不安や「痛くてやる気が起きない」といった意欲の低下や気分の落ち込みなど）や社会的苦痛（痛みのため行動に制限が生じることによる社会参加の制限や経済的な困難など），さらにはスピリチュアルな苦痛（「こんなつらい思いをしながら生きていてもしょうがない」など）といった全人的な苦痛を伴い得る。

【AYA世代特有の発達段階に起因する課題】AYA世代は人生の発達段階において独特の時期であり，自己のアイデンティティの確立，自立・独立の獲得，社会的な立場などにおいて大きく変化する時期であることに特徴がある。このような人生において大切な時期にがんを患うということは，様々な危機に直面することになるが，中でもEoLにおいては，これらの発達段階特有の問題がとくに顕在化しやすい。たとえば，正確な病状を患者本人に伝えることに周囲が躊躇するあまり，正直なコミュニケーションがなおざりに

表1　16歳以上の小児がん患者において，最期の1カ月間に中程度，あるいは激しく影響した症状の出現した頻度[1]　　(%)

倦怠感	84	疼痛による睡眠障害	47
疼痛	69	嘔吐	41
食欲低下	69	浮腫	39
移動能力の低下	67	息切れ	37
体重減少	63	排尿障害	31
嘔気	59	便秘	31
日中の眠気	55	発語障害	25
嚥下困難	51	麻痺	22
抑うつ	49	不安による睡眠障害	28
不安	47		

され，自律を行使するのが難しくなることは少なくない。

　AYA世代側も，家族や医療者に対して積極的に胸襟を開きたがらないことがあり，周囲にとって彼らが抱えている困難や苦悩などの心情を把握する機会が乏しくなりがちである。加えて，患者の絶対数が少ないこともあり，医療者はAYA世代特有の困難への対応の経験が乏しいことも多く，適切なケアやサポートを提供するためのスキルに不安を感じやすい。

　病院の環境もAYA世代のライフ・スタイルに配慮した構造（たとえば，インターネット環境，だんらんスペースのしつらえ，消灯時間，同世代間の交流などの点において）になっていないため，過ごしづらさや窮屈感を感じることもある。また，病状の進行に伴って衰弱が進み身体的な機能が低下してくると，仕事や学業の継続が困難になることで社会的な役割・価値を失ったように感じたり，経済的な不安が生じたりしやすい。とくに，濃厚な在宅ケアが必要になった時，経済的な不安はより大きく，しかも制度的なサポートも小児や高齢者に比べると乏しいことから社会的な困難に直面しやすい。

　そして若者にとって，外出などの移動をはじめ，食事や入浴，排せつなどの日常生活の自立が困難になることで，親や社会に依存せざるを得ない生活を余儀なくされることは，自尊心を損なったり，無力感を生じることにもつながりかねない。

　このように，EoLにおいて様々な身体的および心理社会的な苦痛・困難が生じることは，将来が閉ざされた中での生きる意味の喪失，自身の存在価値に対する苦悩において，AYA世代特有の多様なスピリチュアル・ペインを生じさせることにもなる。彼らが可能な限り独立した社会的な存在として尊重されつつも，孤立することなく，しかも安全や安心が脅かされることのないように，多職種的な全人的ケアやサポートを提供されることが重要である。

【家族の困難】EoLには患者本人だけでなく，家族にも様々な困難や負担が生じ得る。家族にとって若者に死が近づいていることを冷静に受け止めるのは容易ではなく，しかも，介護することにも大きな不安を抱えている。とくに，重い病状を抱える患者を自宅で看取るべく介護する家族は，病状の変化や服薬管理等における医学的な判断や対応に対する不安はいうに及ばず，24時間気を張り詰めた生活を余儀なくされ，休息や睡眠もままならない心身のストレスも少なくない。家族が安心して心身ともに健やかに暮らせなければ，自宅での患者の生活は破綻を招くことにもなりかねない。

　また幼い子どもをもつ患者の場合，EoLにおける子どもとのコミュニケーションは悩ましい課題となり得る。子どもに親の深刻な病状を伝えることは大きな不安やつらい思いを背負い込ませ，日常生活に多大な影響を与えるのではないかと懸念される。一方，病気の進行による容姿の変化や苦痛な症状の出現に対する正しい理解が乏しいと，逆に子どもは大きな不安を感じることもある。さらに，突然，何も知らされずに親の死に直面することになると，不安や後悔，さらには罪悪感（幼い子どもは自分のなんらかの行動が親の死を引き起こしたのではないか，親が死んだのは自分のせいではないか，といった思考：マジカル・シンキング）といった問題を生じやすいことも理

107

解しておく必要がある。

【死別】死別は残された遺族に様々なグリーフ（喪失に伴う心理的な反応）や生活上の困難を生じさせる。とりわけ親が子どもを亡くすことに伴うグリーフは，他の死別と比較して，より長期間持続し，複雑化する傾向が強いといわれている。また，親を亡くした子どもは，学習障害，集中力低下，心身症の出現など日常生活や学校生活を正常に送ることを困難にさせる様々な問題も指摘されている。

　ところが，このような深刻な死別を経験した遺族に対して，本邦では死別後のサポート（ビリーブメント・ケア）を多面的，システム的に提供することが普及しておらず，適切なサポートを得ることは極めて困難な現状である。

②推奨される対応

【症状の緩和】患者の尊厳が保たれ，快適なEoLを過ごすためには，苦痛な症状が適切に緩和されていることが不可欠である。そのためには，EoLにおいて出現する頻度の高い症状について把握しておく必要があり，可能な限り起こり得る症状を予防し，苦痛出現時には，修復し得る原因については修復を図るとともに，遅滞なく苦痛の緩和を図ることが望ましい。

　疼痛管理に際しては，疼痛はあくまでも主観的な症状であること踏まえ，セルフ・レポートによる疼痛評価を基本とし，医療者側の先入観で症状を過小評価してしまわないよう注意する必要がある。同時に，心理的な要因や社会的な要因が疼痛の閾値に影響を与え得ることを踏まえ，常に患者の心理・社会的な状況にも配慮しなければならない。薬物療法においては，医療用麻薬（オピオイド）をはじめとした鎮痛薬を適切に導入・維持管理できるための基本的な知識の習得は，AYA世代のがん患者に関わるすべての医師にとって重要なスキルである。

　それと同時に，より専門的な管理を要する場合には，緩和ケアチーム，ペイン・クリニシャン，放射線治療などの専門家に速やかにコンサルテーションを行える体制を構築しておく必要がある。さらに，薬物療法のみならず，痛みをはじめとした苦痛な症状は全人的な苦痛となり得ることを常に意識し，多職種的なアプローチで全人的ケアを実践することが求められる。

【真摯なコミュニケーションを心掛ける】EoLには「抗がん治療継続の是非」「仕事や学校の調整」「療養場所の選択」「延命治療の是非」など様々な課題についてディスカッションが必要であり，医療者と患者・家族がお互いに協働して意思決定を進めていくことが求められる。その際，常に患者自身の意思・意向が尊重されるべきであるのはいうまでもないが，AYA世代は発達段階や判断応力において，年齢による違いや個人差が大きいことがあるため，精神的な成熟度や自立の意向，周囲との関係などについて適切に把握するとともに，真摯なコミュニケーションがなおざりにされたり，本人の意思が置き去りにされたりしないよう配慮されなければならない。

　一方で，人生経験の乏しいAYA世代の患者にとって，困難な問題を自分の力で判断し解決することは容易ではなく，衝動的な判断や目先の利益に流

されやすいといった傾向もあり，広い視野をもって冷静に判断することは困難を伴うことも少なくない。必ずしも自己決定・自己責任のみを強いるのではなく，各々の発達段階や本来の性格，意向に応じて，意思を適切に組み取りながら，意思決定への主体的な参加をうながしていくことによって，よりよい協働の意思決定が実現できるように，医療者や家族も配慮することが望まれる。

【家族を支援する】家族が，患者の今後起こり得る問題について事前に備えておくことは，生じたことに対して事後的に対応する場合に比べ，混乱が少なく安心して対応できる。ストレスが軽減されやすいだけでなく，やり直すことのできない大切な時間をより有意義に過ごし，将来に悔いを残さないためにも大切である。可能な限り，死の看取りを含めた療養の在り方や，緊急時の対応の仕方を患者本人と家族の意向に沿って実施できるためのケア計画を，関わるすべての者（病院側・地域側医療担当者，救急隊，福祉担当者，学校，など）と家族で共有しておくことが望ましい。

　幼い子どもをもつ患者の場合，EoLにおける子どもとのコミュニケーションに際しては，子どもの発達段階や心理状態，親子関係などを踏まえながら，話す内容，タイミング，表現の仕方，専門家の関わり方を配慮しながら伝えるとともに，子どもの気持ちにしっかりと耳を傾けることが重要である。誤解を与えるような表現や嘘は避けるべきであり，経済的な問題や医療の難しい話など子どもに解決できない不要な不安を与える内容も控えた方がよいだろう。学校などの子どもを支える周囲の人たちとも協力する体制をとっておくことができれば，なおよいかもしれない。とくに看取りの時期には，子どもが適切な情報から疎外され，置き去りにされないように配慮しなければいけない。

【死別後のサポート】死別後のサポート（ビリーブメント・サポート）の体制づくりは，本邦の緩和ケアにおいて取り残され続けている大きな課題といえる。死別を経験した遺族のニーズは多様であり，それぞれのニーズに見合った多様なサービス，サポートを重層的に構築していく必要がある。一方，死別を経験した遺族に対してどのような介入をすれば，複雑化の予防や健康な生活の維持に有効かに関するエビデンスは乏しいのが現状である。AYA世代の患者と死別した遺族へのサポートについて，本邦の文化的背景や利用し得るリソースの限界も踏まえた上で，実際にどのようなサポートや専門的なケアが望ましいのか，あるいは実現可能なのか，今後の検討も求められる。

③利用可能なリソース

【緩和ケアチーム】EoLケアに関する専門的な対応は，多くの施設において多職種的な緩和ケアチームによって実践されることが多い。緩和ケアチームはプライマリ・チーム（治療を担当する主治医や担当看護師ら）からの依頼に基づき，緩和ケアの助言や実践を行っている。近年は早期からの緩和ケアの実践が求められていることもあり，深刻な病状の告知後のフォローなどを含む早期からの関わりや，苦痛のスクリーニングなどを通じて，苦痛の予防や早期対応も図られつつある。アドバンス・ケア・プランニングを含め，患

者の意向に沿ったEoLのディスカッションや意思決定の支援も進められてきている。また，地域の医療機関や介護者などと連携して在宅ケアの導入や調整をサポートすることも，緩和ケアチームの大切な役割となっている。

ただし，緩和ケアチームの構成メンバーは，専従の看護師に加えて専従の医師を配置している場合と，専従の医師が配置されていない場合があったり，精神科医や臨床心理士などメンタル・ヘルスの専門家によるサポートが受けやすいチームとそうでないチームもあったりするため，対応できる守備範囲はチームや施設によって様々なのが実情である。

とくに，日頃成人を中心に診療しているチームでは，AYA世代のがん患者を経験することは希なことが多く，独特のニーズに対応することに困難を感じているチームは少なくない。一方，小児専門の医療施設では，若い患者への対応には慣れているものの，緩和ケアを必要とする患者数が絶対的に少ないため，緩和ケアの専門家が十分に配置されていなかったり，緩和ケアに関する実践経験の蓄積が困難なことが課題となりやすい。

【緩和ケア病棟】緩和ケア病棟は，自宅療養が困難な入院患者に専門的緩和ケアを提供するための病棟である。緩和ケア病棟のスタッフは症状緩和の技術や全人的ケアに長けており，死を看取る際の患者や家族のケアやサポートにおいても豊富な経験がある。また，入院生活上の制限が一般病棟のように厳しくないため，それぞれの希望するライフ・スタイルで生活することが実現しやすい。

一方，多くの緩和ケア病棟は50代以上の患者が大半であり，AYA世代やその親との関わりには必ずしも慣れていないかもしれない。また，一般病棟と同じく，若者のライフ・スタイルに見合った療養環境には必ずしもなっていないことが多い。そして，大半の緩和ケア病棟は，抗がん剤治療や輸血への対応ができない（あるいはかなり制限される）ため，緩和ケアが必要な患者であっても，病棟利用に制約が生じたり，逆に緩和ケア病棟を療養先として選択する際の心理的なバリアになることもある。

【訪問診療・訪問看護】AYA世代のがん患者の多くは，EoLを可能な限り自宅で過ごすことを希望する。ただ最期まで自宅で暮らすためには，適切な症状緩和，家族への心理的なサポートや介護上のサポート，学校や仕事などの社会的な関わりに対する支援など，様々な課題に対応できる体制が求められるため，その実現は必ずしも容易ではない。近年，訪問診療を積極的に行う診療所や訪問看護ステーションは増えてきており，在宅でのケアは充実しつつある。一方，在宅ケアを提供するスタッフの多くは，AYA世代患者の診療の経験が乏しく，特有の個別なニーズに対応することには慣れていないことも少なくない。

【多施設間の協働ネットワーク】AYA世代の患者がよりよいEoLを実現するためには，EoLをどこで過ごすとしても，できる限り切れ目なく，必要なサポートやケアが受けられることが望ましい。しかし，先述のように様々な個別のニーズに対して適切に対応できるためには，1施設だけで十分な対応を実現することは難しいのが現状である。経験やスキルを共有し向上できる

場を設けたり，各種専門家への相談体制を整備し，地域の様々な社会活動の活用も含めた多施設間，多職種間での連携体制の強化が求められている。連携をうながす具体的な方法としては，地域との連携カンファレンスや研修会の開催，緩和ケアチーム等によるコンサルテーションの地域への拡大（協働訪問などの病院側からのアウトリーチも含む）などがある。診療報酬上も，地域との合同カンファレンスや協働訪問など地域との連携をうながす方向に改訂されてきている。

　しかし，多施設間の密な連携は多忙な業務を抱える中において物理的な限界もあるため，近年はインターネットを用いて情報を共有する医療者向けSNSの活用なども普及しつつある。

④モデルケース

Aさん，17歳（高校2年生）　4月頃から鼻閉があり近医を受診した。紹介先の病院にて鼻腔内横紋筋肉腫と診断される。化学療法を受けながら「早く治療を終わらせて学校に行きたい」と話していた。通学していた学校からは「病気をしっかり治してから復学してください」と言われていた。順調に治療は経過したものの，治療終了後のPET検査にて，多発骨転移，多発肺転移が認められた。医師より両親に対して，「多発骨転移，多発肺転移は根治が望みがたい状況であること」「延命のための化学療法は選択肢としてあり得るが，効果は不明で副作用だけが出る可能性もあること」「予測される予後としては数カ月から半年ぐらいかもしれないこと」が伝えられた。その際，両親からは「がんが転移しているなんて，かわいそうで伝えられない」という言葉も聞かれた。そこで，主治医，担当看護師，緩和ケアチームの看護師と両親との間で「検査結果についてAさん本人にどう説明するのか」「本人は，抗がん剤治療を含め，これからどのように過ごしたいと考えるだろうか」といったことが話し合われた結果，最終的には本人に対して「検査結果は正直に伝えること」「予測される予後についてはこちらから伝えることはしないこと」「本人が質問してきたことについては希望する範囲の情報を提供すること」が望ましいということで一致した。

　主治医から本人に「多発肺転移，多発骨転移が見つかったこと」「根治を目指すのは難しいこと」が伝えられ，「抗がん剤治療はこれ以上続けたくない」との希望がなされた。関係者全員で話し合った結果，「本人の意思を尊重して抗がん剤治療は選択しない方針」となった。

　学校側は重い病気を抱えて通学することに対して当初は拒否的であったが，患者本人が学校に行くことを強く希望していることを伝えたところ，退院前に校長，担任，患者の両親を含めて医療者側とカンファレンスを行い，対応策などを協議した上で，無理をしない範囲での通学を受け入れてもらえることになった。

　しばらくすると，脊椎転移の増大に伴う背部痛，神経根症状として左臀部から左大腿に広がる痛みとしびれが出現してきたため，緩和ケアチームと協力して疼痛緩和を図った。NSAIDsとオキシコドンの併用によって疼痛は一旦コントロールを得た。しかし病状の進行に伴い，徐々に疼痛の増強，呼吸

困難，衰弱が目立ち始め，通学できなくなり，通院も難しくなってきた。患者本人が入院ではなく，自宅での療養を強く希望したため，緩和ケアチームやソーシャルワーカーと協力して，在宅ケアの導入を調整することになった。しかし，患者の居住地周辺には，若い患者の在宅ケアの経験が豊富な医療機関はなかった。そのため，地域の訪問診療医，訪問看護師らと病院側との継続的な連携の必要性が高いと判断し，地域側と病院側の主治医，緩和ケアチームのメンバー，ソーシャルワーカーらとの間で医療用SNSによる情報共有を行いながら在宅ケアが導入された。多施設間，多職種間の活発な情報交換を行いながら3カ月間の在宅ケアを実施する間，自宅には友人もたくさん訪れ，大好きなペットとも一緒に暮らしながら，最期は家族に見守られながら安らかに永眠した。

《COLUMN》
「思春期の息子を見送る」

　2016年5月に息子・旭を脳腫瘍で亡くしました。16歳，高校2年生でした。

　時が経つにつれて救いとなっているのは，厳しい闘病中であっても息子が心地よく，息子らしく過ごせるよう，皆でかかわる時間があったことです。

　在宅で過ごした末期は，訪問看護の方が足の指先から順に太ももまで，丁寧なマッサージを教えてくださいました。おかげで，息子の病状が進みコミュニケーションが難しくなっても，じっくり彼と触れ合えました。

　いよいよ「いつ呼吸が止まってもおかしくない」という時期に入り，在宅専門のドクターから私と当時中学3年生だった娘は心臓マッサージを習いました。その後，娘が「お兄ちゃんのお友達にも後悔が残らないようにしたい。自由に家に来てもらうようにしよう」と言ってくれました。これまでも仲のよい子は立ち寄ってくれていましたが，「いつでも誰でも旭に会いにきて欲しい」と学校から呼びかけてもらいました。

　同級生らは，話すことも食事をとることもできない息子に，いつも通り「あさひ」と名前を呼びかけ，そっと手を握り，訪問看護の方直伝のマッサージもマスターしてくれました。学校の先生も普段通り，「加藤，加藤をイメージした詩を見つけたよ」と，詩を朗読してくださいました。

　息子の周りの皆が「旭が何を求めているか」を考え，一生懸命だったように思います。学校が好きだった息子は，同級生や先生から力をいただき，前向きな時間が流れました。

　旭の旅立ちからしばらく経ち，「お兄ちゃん，闘病中も笑っていたよね」と娘が言ったことがあります。大好きな兄のために自分ができたことがある，それが娘の今を支えているのかもしれません。

　私も，マッサージなど「自分にできること」を教えていただけて幸せでしたし，思春期の娘や同級生らが自然に寄り添ってくれたことには深く感謝しています。

加藤 希さん

15 ピアサポート

①背景・実態・問題点——ピアサポートの背景と実態，問題点

　心理社会的成長過程にあるAYA世代のがん患者は，病との向き合い方や周囲とのコミュニケーション，就学，就職，結婚，出産など，診断後の人生を形づくる重要な選択場面にしばしば遭遇するため，同じような経験をした仲間（ピア）の生き方や視点は「参照点（モデル）」として役立つ存在である。このような「同じような立場，経験をした仲間よるサポート」を「ピアサポート」といい，がん患者およびその家族等にとって支援の1つとされている。

　ピアサポートは本邦のがん対策の中でも重要と位置付けられたことから，全国各地で活動が広がりつつあり，部位や男女，年齢，趣味など，様々なテーマに分かれて展開されている。昼間や夜間，平日や土日，病院内や病院外など，活動場所も多彩なことに加え，最近では，インターネット上で情報交換を行っているグループも生まれている。

　しかしながら，こうしたピアサポートの活動実態，質や効果については未解明なことが多く，課題として指摘されている[1]。

　ピアサポートは，国による「第2期がん対策推進基本計画」において「がん患者の不安や悩みを軽減するためには，がんを経験した者もがん患者に対する相談支援に参加することが必要であることから，国と地方公共団体等は，ピアサポートを推進するための研修を実施するなど，がん患者・経験者との協働を進め，ピアサポートをさらに充実するよう努める」ことが明記された。

　これを受けて，2011年度から2013年度まで，国は，公益財団法人日本対がん協会への委託事業として「がん総合相談に携わる者に対する研修プログラム策定事業」を実施し，ピアサポーター等の相談員に対し，相談事業に関する基本的なスキルを身に付けることを目的とした「がんピアサポーターに対する研修プログラム」等を策定した。

②推奨される対応

【がん対策としてのピアサポート】 全国のピアサポーター研修に活用できるテキストやDVDを発行している（☞http://www.jcancer.jp/can-navi/manual/）。また，拠点病院の整備指針においては，「相談支援に関し十分な経験を有するがん患者団体との連携協力体制の構築に積極的に取り組むこと」のほか，「医療関係者と患者会等が共同で運営するサポートグループ活動や患者サロンの定期開催等の患者活動に対する支援」を進めることが明記されている。こうした方向性は，2017年に閣議決定された「第3期がん対策推進基本計画」においても踏襲されており，取り組むべき施策として，「国が作成した研修プログラムの活用状況について，実態調査を行う。ピア・サポートが普及しない原因を分析した上で，研修内容の見直しや，ピア・サポートの普及を図る」が，また個別目標として，「国は，ピア・サポートの実態調査，効果検証を行った上で，3年以内に研修内容を見直し，ピア・サポートの普及に取り組む。」と明記されており，今後も全国においてさらなる

普及が推奨されている。

③利用可能なリソース

【ピアサポートの実際】ピアサポートの活動には，1対1，1対2などで行うものと，複数名が参加して行うグループ療法があり，前者を「ピアサポート」，後者を「ピアサポート・グループ」もしくは「患者サロン」などと呼んでいる。患者サロンでは，主催者が患者会ではなく，医療者が主催ケースも増えており，病院内で活動しているケースが多い。

「AYA世代のがん患者」というマイノリティが抱えた課題は，周囲にも類似の経験がないことから，話しにくい内容やテーマであったり，話をしても理解や共感が得られがたいのが現状である。しかしながら，同じような経験をした仲間であれば，お互いの経験や感情，考えの中から共通点を見つけることができる。ピアとの関わり合いから自分の「居場所」や「縁」を見つけ出し，人生の意味や病気になった意味を探求するプロセスにおいては「ピアサポートの力」は欠かせない存在である。

国内にはAYA世代に特化した患者会もあるが，病院内においては，「①外来化学療法室，入院時の部屋の配置の工夫」「②"AYA世代"に特化した患者サロンの創出」「③妊孕性や結婚・出産，子育て，親の介護など『AYA世代に多い悩みをテーマにした患者サロン』の創出」「④SNSを活用した情報提供や交流の場づくり」などは展開可能であろう。

④モデルケース

当団体が行っているピアサポートは，「働く悩み」や「経済の悩み」をテーマにしているため，AYA世代〜50代前半の患者が参加している。対面式と電話式の2つの相談形態を用意しているが，AYA世代が占める割合は約3割である。就学や新規就労，転職，就労継続に関わる相談が多い。

参加にあたっては守秘義務などのルールを守ることを前提に，自己紹介，悩み事を各自が話した後に，参加者の特性に応じたテーマに分かれたグループ討議を行っている。

医療の現場に多い「支える側と支えられる側」の関係ではなく，「互いが経験をもって支え，支えられる」という関係性がもつ力は大きく，ピアの語りは実践的である。参加者の多くは，ピアから得たヒントをもとに実行動をしており，「自分で選択して行動する」満足感や納得感は，結果の如何にかかわらず高い。

AYA世代は数こそ少ないが，「数の弱さの中にある強さ」があり，「発信する力と道具」をもってる。経験を社会に還元し，同じ課題で未来の患者が悩まないで済むような社会づくりにも貢献して欲しい。また，実社会に対しては「元AYA」，「非AYA」など，年齢だけで支援や所属が区切られない「一連続なサバイバーシップ支援」を期待したい。

参考文献一覧

総論1
1) Katanoda K et al：Childhood, adolescent and young adult cancer incidence in Japan in 2009–2011. Jpn J Clin Oncol 47（8）：762-771, 2017
2) Ito Y et al：Long-term survival and conditional survival of cancer patients in Japan using population-based cancer registry data. Cancer Sci 105：1480-1486, 2014
3) 厚生労働省：若年乳がん
http://www.jakunen.com/html/tokucho/yogo.html
4) Keegan TH et al：Comparison of cancer survival trends in the United States of adolescents and young adults with those in children and older adlts. Cancer 122（7）：1009-1016, 2016
5) 厚生労働省：平成18年および平成28年人口動態統計月報年系（概数）の概況
http://www.mhlw.go.jp/toukei/saikin/hw/jinkou/geppo/nengai06/dl/gaikyou.pdf
http://www.mhlw.go.jp/toukei/saikin/hw/jinkou/geppo/nengai16/dl/gaikyou28.pdf
6) JPLSG 長期フォローアップ委員会 長期フォローアップガイドライン作成ワーキンググループ（編）：小児がん治療後の長期フォローアップガイドライン2013. 医薬ジャーナル社，2013

総論2
1) 厚生労働省：厚生労働科学研究費補助金（がん対策推進総合研究事業）「総合的な思春期・若年成人（AYA）世代のがん対策のあり方に関する研究」（研究代表者：堀部敬三，研究分担者：小原 明）. 平成28年度総括・分担研究報告書，2017
2) 厚生労働省：厚生労働科学研究費補助金（がん対策推進総合研究事業）「総合的な思春期・若年成人（AYA）世代のがん対策のあり方に関する研究」（研究代表者：堀部敬三，研究分担者：小原 明）. 平成29年度総括・分担研究報告書，2018
3) 厚生労働省：平成26年（2014）患者調査の概況平成. 2015
http://www.mhlw.go.jp/toukei/saikin/hw/kanja/14/index.html（2017年11月1日アクセス）
4) 国立がん研究センターがん情報サービス「がん登録・統計」. 2013
http://ganjoho.jp/reg_stat/statistics/stat/index.html（2017年11月1日アクセス）
5) Barr RD et al：Cancer in adolescents and young adults：A narrative review of the current status and a viewof the future. JAMA Pediatr 170：495-501, 2016
6) Bleyer A et al（eds）：Cancer Epidemiology in Older Adolescents and Young Adults 15 to 29 Years of Age, Including SEER Incidence and Survival：1975-2000. National Cancer Institute, NIH Pub, No.06-5767. Bethesda, 2006

総論3
1) WHO：ガンの緩和ケアに関する専門委員会報告，1983

総論4
1) がん対策推進協議会（がん対策推進協議会）：がん対策加速化プランへの提言. 2015
http://www.mhlw.go.jp/file/05-Shingikai-10904750-Kenkoukyoku-Gantaisakukenkou-zoushinka/0000106059.pdf
2) 厚生労働省：厚生労働科学研究費補助金（がん対策推進総合研究事業）「総合的な思春期・若年成人（AYA）世代のがん対策のあり方に関する研究」（研究代表者：堀部敬三，研究分担者：清水千佳子）. 平成28年度総括・分担研究報告書，2017
http://www.mhlw.go.jp/file/05-Shingikai-10904750-Kenkoukyoku-Gantaisakukenkou-zoushinka/0000138588.pdf
3) Rouen MC et al：Cancer-related information needs and cancer's impact on control over life influence health-related quality of life among adolescents and young adults with cancer. Psychoonocology 24：1104-1115, 2015
4) Smith AW et al：Unmet Support Service Needs and Health-Related Quality of Life among Adolescents and Young Adults with Cancer：The AYA HOPE Study. Front Oncol 3：75, 2013
5) Shay LA et al：Survivorship care planning and unmet information and service needs among adolescent and young adult cancer survivors. J Adolesc Young Adult Oncol 6：327-332, 2017

6) Cheung CK et al：What do adolescents and young adults want from cancer resouces? Insights from a Delphi panel of AYA patients. Support Care Cancer 25：119-126, 2017

7) Bibby H et al：What are the unmet needs and care experiences of adolescents and young adults with cancer? A Systematic Review. J Adolesc Young Adult Oncol 6：6-20, 2017

総論5
1) Ueno NT et al：ABC conceptual model of effective multidisciplinary cancer care. Nat Rev Clin Oncol 7（9）：544–547, 2010

2) Stock W et al：What determines the outcomes for adolescents and young adults with acute lymphoblastic leukemia treated on cooperative group protocols? A comparison of Children's Cancer Group and Cancer and Leukemia Group B studies. Blood 112：1646-1654, 2008

3) Hayakawa F et al：Markedly improved outcomes and acceptable toxicity in adolescents and young adults with acute lymphoblastic leukemia following treatment with a pediatric protocol：a phase II study by the Japan Adult Leukemia Study Group. Blood Cancer J 4：e252, 2014

4) DeAngelo DJ et al：Long-term outcome of a pediatric-inspired regimen used for adults aged 18–50 years with newly diagnosed acute lymphoblastic leukemia. Leukemia 29（3）：526–534, 2015

5) Kashiwazaki H et al：Professional oral health care reduces oral mucositis and febrile neutropenia in patients treated with allogeneic bone marrow transplantation. Support Care Cancer 20（2）：367–373, 2012

総論6-1
1) Hayes-Lattin B et al：Adolescent and young adult oncology training for health professionals：a position statement. J Clin Oncol 28：4858-4861, 2010

2) Sender L et al：Adolescent and young adult patients with cancer：a milieu of unique features. Nat Rev Clin Oncol 12：465-480, 2015

3) Coccia PF et al：Adolescent and young adult oncology. Clinical practice guidelines in oncology. J Natl Compr Canc Netw 10：1112-1150, 2012

総論6-2
1) Veneroni L et al：Symptom interval in pediatric patients with solid tumors：adolescents are at greater risk of late diagnosis. Pediatr Blood Cancer 60（4）：605-610, 2013

2) Harding A：Teenage Cancer Trust education & advocacy program：'Lets talk about it'a United Kingdom approach. Stud Health Technol Inform 172：150-154, 2012

3) Bleyer A et al（eds）：Cancer epidemiology in older adolescents and young adults 15 to 29 years of age, Including SEER incidence and survival：1975-2000. National Cancer Institute, NIH Pub, No.06-5767. Bethesda, 2006

4) Neal RD et al：Is increased time to diagnosis and treatment in symptomatic cancer associated with poorer outcomes? Systematic review. Br J Cancer 112（Suppl 1）：S92-S107, 2015

5) 大澤 眞：【指定難病とは？】小児慢性特定疾患と指定難病. 医学のあゆみ 258（12）：1111-1116, 2016

総論6コラム
1) Palmer S et al：A national approach to improving adolescent and young adult（AYA）oncology psychosocial care：the development of AYA-specific psychosocial assessment and care tools. Palliat Support Care 12（3）：183-188, 2014

2) 堀口沙希他：AYA世代の希少がん患者の苦痛に関する後方視的実態調査 パイロット調査結果より（会議録）. 日本がん看護学会誌 31（suppl）：231, 2017

総論7
1) 国立特別支援教育総合研究所：共同研究「小児がん患者の医療、教育、福祉の総合的な支援に関する研究」（研究代表者：新平鎮博）. 平成26〜27年度報告書, 2016
http://www.nise.go.jp/cms/7,12453,32,142.html（アクセス日, 2017-11-30）

2) 国立特別支援教育総合研究所：小児がんのある高校生等の教育に関する調査報告. 特

総研ジャーナル 6：6-11, 2017

http://www.nise.go.jp/cms/resources/content/13006/j6-04houkoku-nihira.pdf（アクセス日，2017-11-30）

3) 国立特別支援教育総合研究所：小児がん拠点病院における小児がんの児童生徒の教育に関する調査報告－教育環境の実態を中心に－．特総研ジャーナル 5：25-30, 2017

http://www.nise.go.jp/cms/resources/content/11473/20160330-160026.pdf（アクセス日，2017-11-30）

4) 国立がん研究センター小児がん情報サービス：小児がんとは．

http://ganjoho.jp/child/dia_tre/about_childhood/about_childhood.html（アクセス日，2017-11-30）

5) 国立がん研究センター小児がん情報サービス：療養中の就学．

http://ganjoho.jp/child/support/school/index.html（アクセス日，2017-11-30）

6) 独立行政法人日本学生支援機構（JASSO）：障害のある学生の修学支援に関する実態調査．2017

http://www.jasso.go.jp/gakusei/tokubetsu_shien/chosa_kenkyu/chosa/index.html（アクセス日，2017-11-30）

7) 独立行政法人日本学生支援機構（JASSO）：障害学生支援．

http://www.jasso.go.jp/gakusei/tokubetsu_shien/index.html（アクセス日，2017-11-30）

総論8

1) Bellizzi KM et al：Positive and negative psychosocial impact of being diagnosed with cancer as an adolescent or young adult. Cancer 15：5155-5162, 2012

2) Guy GP et al：Estimating the health and economic burden of cancer among those diagnosed as adolescents and young adults. Health Aff 33（6）：1024-1031, 2014

3) Wong AWK et al：Patterns of unmet needs in adolescent and young adult（AYA）cancer survivors：in their own words. J Cancer Surviv 11（6）：751-764, 2017

4) Kirchhoff AC et al：Supporting adolescents and young adults with cancer：Oncology provider perceptions of adolescent and young adult unmet needs. J Adolesc Young Adult Oncol 6（4）：519-523, 2017

5) Thompson K et al：An exploratory study of oncology specialists' understanding of the preferences of young people living with cancer. Soc Work Health Care 52（2-3）：166-190, 2013

6) 厚生労働省：厚生労働科学研究費補助金（がん対策推進総合研究事業）「総合的な思春期・若年成人（AYA）世代のがん対策のあり方に関する研究」（研究代表者：堀部敬三，研究分担者：小澤美和）．平成29年度総括・分担研究報告書，2018

7) 公益財団法人がんの子どもを守る会：小児がん経験者のためのハンドブック，2014

総論9

1) 厚生労働省：厚生労働科学研究費補助金（がん対策推進総合研究事業）「総合的な思春期・若年成人（AYA）世代のがん対策のあり方に関する研究」（研究代表者：堀部敬三，研究分担者：小澤美和）．平成29年度総括・分担研究報告書，2018

2) 厚生労働省：医療給付実態調査 報告書 平成27年度．2017

3) 国立がん研究センターがん情報サービス：がんの相談窓口「がん相談支援センター」

https://ganjoho.jp/public/consultation/cisc/index.html（アクセス日2018. 01.09）

4) 国立がん研究センターがん情報サービス：お金と生活の支援．

https://ganjoho.jp/public/support/backup/index.html（アクセス日，2018-01-09）

総論10

1) Wong AWK et al：Patterns of unmet needs in adolescent and young adult（AYA）cancer survivors：in their own words. J Cancer Surviv 11（6）：751-764, 2017

2) 厚生労働省：厚生労働科学研究費補助金（がん対策推進総合研究事業）「総合的な思春期・若年成人（AYA）世代のがん対策のあり方に関する研究」（研究代表者：堀部敬三，研究分担者：高山智子）．平成28年度総括・分担研究報告書，2017

https://mhlw-grants.niph.go.jp/niph/search/NIDD00.do?resrchNum=201507025A

3) 国立がん研究センターがん対策情報センター：平成28-30年度国立がん研究センター研究開発費「小児・AYA世代のがんサバイバーシップ及び大人のがん教育に関する研究」（主任研究者：高橋都，研究分担者：八巻知香子）．2017

4） du PA：Communicating About Health：Current Issues and Perspectives. 5th edition, P311-332, Oxford University Press, 2016

5） van Servellen G：Communication skills for the health care professional：concepts, practice, and evidence. 2nd edition, P3-22, Jones & Bartlett Learning, 2008

各論1

1） 厚生労働省：厚生労働科学研究費補助金（がん対策推進総合研究事業）「総合的な思春期・若年成人（AYA）世代のがん対策のあり方に関する研究」（研究代表者：堀部敬三）．平成28年度総括・分担研究報告書，2017
http://www.mhlw.go.jp/file/05-Shingikai-10904750-Kenkoukyoku-Gantaisakukenkou-zoushinka/0000138588.pdf

2） 大熊輝雄（著），「現代臨床精神医学」第12版改訂委員会（編）：現代臨床精神医学 改訂第12版．63-66，金原出版，2013

3） CanTeen Australia：Adolescent and Young Adult Oncology Psychosocial Care Manual. 17-24，CanTeen - Australia, 2011

各論2

1） 厚生労働省：厚生労働科学研究費補助金（がん対策推進総合研究事業）「総合的な思春期・若年成人（AYA）世代のがん対策のあり方に関する研究」（研究代表者：堀部敬三，研究分担者：小澤美和）．平成29年度総括・分担研究報告書，2018

2） 国立がん研究センターがん対策情報センター：がん専門相談員のための「小児がん就学の相談対応の手引き」．2014
https://ganjoho.jp/data/hospital/consultation/files/shugaku_guide01.pdf

3） 公益財団法人がんの子どもを守る会：がんの子どもの教育支援に関するガイドライン．2002
http://www.ccaj-found.or.jp/wp-content/uploads/pdf/other/guideline_kyouiku.pdf

各論3

1） Parsons HM et al：Impact of cancer on work and education among adolescent and young adult cancer survivors. J Clin Oncol 30（19）：2393-2400, 2012

2） Warner EL et al：Social well-being among adolescents and young adults with cancer：a systematic review. Cancer 122（7）：1029-1037, 2016

3） Wong AWK et al：Patterns of unmet needs in adolescent and young adult（AYA）cancer survivors：in their own words. J Cancer Surviv 11（6）：751-764, 2017

4） 高橋都：がん治療と就労の調和—主治医に期待されるアクション．日本職業・災害医学会会誌 63：351-356, 2015

5） 土屋雅子他：がん患者への就労支援：がん治療医の役割．医学のあゆみ 259：335-337, 2016

各論4

1） 国立がん研究センターがん対策情報センター(編)：がんの療養とリハビリテーション．1-4, 国立がん研究センターがん対策情報センター , 2013

2） Götte M et al：Comparison of self–reported physical activity in children and adolescents before and during cancer treatment. Pediatr Blood Cancer 61：1023-1028, 2014

3） Zebrack B et al：Assessing the health care needs of adolescent and young adult cancer patients and survivors. Cancer 107：2915-2923, 2006

4） Gupta AA et al：Reimagining care for adolescent and young adult cancer programs：moving with the times. Cancer 122：1038-1046, 2016

5） Wurz AJ et al：Promoting physical activity in adolescent cancer survivors. Univ Ottawa J Med 5：1-4, 2015

6） Enneking WF et al：A system for the functional evaluation of reconstructive procedures after surgical treatment of tumors of the muscu- loskeletal system. Clin Orthop Relat Res 286：241–246, 1993

7） Davis AM et al：Development of a measure of physical function for patients with bone and soft tissue sarcoma. Qual Life Res 5：508–516, 1996

8） Iwata S et al：Reliability and validity of a Japanese-language and culturally adapted version of the musculoskeletal tumor society scoring system for the lower extremity. Clin Orthop Relat Res 474：2044-2052, 2016

9） Ogura K et al：Cross-cultural adaptation and validation of the Japanese version of the Toronto Extremity Salvage Score（TESS）for patients with malignant musculo-skeletal tumors in the lower extremities. J Orthop Sci 20：1098-1105, 2015

各論5

1）Suzuki R et al：Dietary needs and problems in adolescents and young adults with cancer in Japan. J Nutr Food Sci 7（suppl）：65, 2017

2）桑原節子他：臨床栄養127（1）：55-58, 2015

3）Wu YP et al：Barriers and Facilitators of Healthy Diet and Exercise Among Adolescent and Young Adult Cancer Survivors：Implications for Behavioral Interventions. J Adolesc Young Adult Oncol 4：184-191, 2015

4）日本がん看護学会（監），狩野太郎他（編）：がん治療と食事 治療中の食べるよろこびを支える援助. 医学書院, 2015

5）公益財団法人がん研究振興財団：平成27年度がんサバイバーシップ研究支援事業「こころとからだを支えるがんサバイバーのための かんたんおいしいレシピ」（研究代表者：宮内眞弓）. 2017
http://www.fpcr.or.jp/pamphlet.html
http://www.fpcr.or.jp/pdf/p21/recipe_2017.pdf

6）Love B et al：Defining adolescent and young adult（AYA）exercise and nutrition needs：concerns communicated in an online cancer support community. Patient Educ Couns 92：130-133, 2013

7）山口 建（静岡県立静岡がんセンター総長）（監），日本大学短期大学部食物栄養学科（編）：がん患者さんと家族のための抗がん剤・放射線治療と食事のくふう. 女子栄養大学出版部, 2007
http://survivorship.jp/meal/vol1/matrix.php

8）松元紀子（聖路加国際病院 栄養科 管理栄養士・日本糖尿病療指導士 病態栄養専門師）（監）：「がん患者さんのための食事・レシピ集」.
http://ganclass.jp/recipe/

9）神奈川県立がんセンター：化学療法を乗り切る栄養・料理教室.
http://kcch.kanagawa-pho.jp/event/eiyoryouri.html

10）国立がん研究センター東病院：柏の葉料理教室.
https://www.ncc.go.jp/jp/ncce/division/nutrition_management/info/seminar/cooking/index.html

各論6

1）アメリカがん協会（編），高橋都他（訳）：がん患者の＜幸せな性＞ あなたとパートナーのために 新装版. 春秋社, 2007

2）高橋都：がんサバイバーの性機能障害と性腺機能障害への支援. 腫瘍内科 5（2）：139-144, 2010

3）Geue K et al：Sexuality and romantic relationship in young adult cancer survivors：satisfaction and supportive care needs. Psychooncology 24：1368-1376, 2015

4）Wettergen L et al：Cancer negatively impacts on sexual function in adolescents and young adults：The AYA HOPE study. Psychooncology 26：1632-1639, 2017

5）Zebrack B：Information and service needs for young adult cancer patients. Support Care Cancer 16：1353-1360, 2008

6）Wong AWK et al：Patterns of unmet needs in adolescent and young adult（AYA）cancer survivors：in their own words. J Cancer Surviv 11（6）：751-764, 2017

7）Morgan S et al：Sex, drugs, and rock 'n' roll：caring for adolescents and young adults with cancer. J Clin Oncol 28：4825-4830, 2010

8）Zebrack B et al：Psychosocial care of adolescent and young adult patients with cancer and survivors. J Clin Oncol 30（11）：1221-1226, 2012

9）Will 2 Love：empowering cancer survivors and their loved ones, with expert guidance on the journey to sexual wellness and parenthood. 2017
https://www.will2love.com/（2017年9月30日アクセス）

各論7-1

1）厚生労働省：厚生労働科学研究費補助金（がん対策推進総合研究事業）「総合的な思春期・若年成人（AYA）世代のがん対策のあり方に関する研究」（研究代表者：堀部敬三，研究分担者：清水千佳子）. 平成28年度総括・分担研究報告書，2017

http://www.mhlw.go.jp/file/05-Shingikai-10904750-Kenkoukyoku-Gantaisakukenkou-zoushinka/0000138588.pdf

2）Furui T et al：An evaluation of the Gifu Model in a trial for a new regional oncofertility network in Japan, focusing on its necessity and effects. Reprod Med Biol 15：107-113, 2015

3）Ataman LM et al：Creating a Global Community of Practice for Oncofertility. J Glob Oncol 2（2）：83-96, 2016

各論10

1）De Vries MC et al：Pediatric oncologists' attitudes towards involving adolescents in decision-making concerning research participation. Pediatr Blood Cancer 55（1）：123–128, 2010

2）Unguru Y et al：The experiences of children enrolled in pediatric oncology research：implications for assent. Pediatrics 125（4）：e876–883, 2010

3）Yoshida S et al：Barriers of healthcare providers against end-of-life discussions with pediatric cancer patients. Jpn J Clin Oncol 44（8）：729-735, 2014

4）Morgan ER et al：Care of children who are dying of cancer. N Engl J Med 342：347–348, 2000

5）Woodgate RL et al：Parents' experiences in decision making with childhood cancer clinical trials. Cancer Nurs 33（1）：11–18, 2010

6）McGrath PA：Development of the World Health Organization Guidelines on cancer pain relief and palliative care in children. J Pain Symptom Manage 12（2）：87–92, 1996

7）Lyon ME et al：：What do adolescents want? An exploratory study regarding end-of-life decision-making. J Adolesc Health 35：1–6, 2004

8）Schiffman JD et al：Internet use among adolescent and young adults（AYA）with cancer. Pediatr Blood Cancer 51（3）：410-415, 2008

9）Erin E et al：Talking About Cancer and Meeting Peer Survivors：Social Information Needs of Adolescents and Young Adults Diagnosed with Cancer. J Adolesc Young Adult Oncol 2（2）：44–52, 2013

各論11

1）佐伯俊他：【チーム医療のためのサイコオンコロジー入門】癌患者の家族に対する精神的ケア. コンセンサス癌治療 7（1）：20-23, 2008

2）Gregorio SW et al：Impact of breast cancer recurrence and cancer-specific stress on spouse health and immune function. Brain Behav immun 26（2）：228-233, 2012

3）Baron RS et al：Social support and immune function among spouses of cancer patients. J Pers Soc Psychol 59（2）：344-352, 1990

4）Carter PA：Caregivers' descriptions of sleep changes and depressive symptoms. Oncol Nurs Forum 29（9）：1277-1283, 2002 ．

5）Loren AW et al：Fertility preservation for patients with cancer：American Society of Clinical Oncology clinical practice guideline update. J Clin Oncol 31（19）：2500-2510, 2013

6）日本癌治療学会（編）：小児、思春期・若年がん患者の妊孕性温存に関する診療ガイドライン 2017年版. 金原出版, 2017

7）日本がん・生殖医療学会（編）：乳がん患者の妊娠・出産と生殖医療に関する診療の手引き 2017年 第2版. 金原出版, 2017

各論12

1）Ljungman L et al：Long-term positive and negative psychological late effects for parents of childhood cancer survivors：a systematic review. PLoS One 9（7）：e103340, 2014

2）丸光惠他（監）：ココからはじめる 小児がん看護. 17-18, へるす出版, 2009

3）公益財団法人がんの子どもを守る会, 小児がんの子どものきょうだいたち 2017

各論14

1）Jalmsell L et al：Symptoms affecting children with malignancies during the last month of life：a nationwide follow-up. Pediatrics 117：1314-1320, 2006

各論15
1）　総務省行政評価局：がん対策に関する行政評価・監視−がんの早期発見，診療体制及び緩和ケアを中心として−　＜結果に基づく勧告＞　平成28年9月30日
http://www.soumu.go.jp/main_content/000441364.pdf
2）　総務省行政評価局：がん対策に関する行政評価・監視−がんの早期発見、診療体制及び緩和ケアを中心として−　結果報告書　平成28年9月
http://www.soumu.go.jp/main_content/000441356.pdf

巻末資料　国内のAYA向けのがんの情報リソース

　国内の情報で活用できるリソースとして，公的資金が投入されて作成された情報の一部を紹介する。

（1）臨床試験

国立がん研究センター「がん情報サービス」：「がんの臨床試験を探す」

http://ganjoho.jp/public/dia_tre/clinical_trial/search/search1-1.html

　がん種，都道府県，年齢，試験の進捗状況による検索のほか，先進医療A，B，患者申出療養，主たる治験，拡大治験の情報についても検索が可能である。

国立保健医療科学院：「臨床研究情報ポータルサイト」　https://rctportal.niph.go.jp/

　国内で行われている臨床研究（試験）の情報のほか，治療薬，海外の治療薬や治験情報，がん種，都道府県，年齢，性別，試験の進捗状況による検索が可能である。

　※国内の臨床試験情報については，試験の登録時の情報をもとに作成されているが，登録情報は徹底されておらず，参加施設の情報等が必ずしも網羅されていないことに留意が必要である。

（2）セクシュアリティ，妊孕性

「小児・若年がん長期生存者に対する妊孕性のエビデンスと生殖医療ネットワーク構築に関する研究」班（H26-28年度）　http://www.j-sfp.org/ped/

　これからがんの治療を開始する患者や乳がん治療を受ける将来出産を希望する患者向けの情報，がんの妊娠の相談窓口についての相談員向けの情報などが提供されている。相談員向けの手引きには，現在利用できる経済面の相談に関する情報なども提供されている。

「総合的な思春期・若年成人（AYA）世代のがん対策のあり方に関する研究」班（H27-29年度）　http://www.j-sfp.org/aya/

　妊孕性に関する地域医療連携の取り組みの状況について紹介されている。

（3）療養中・療養後の就学・就労

国立がん研究センター「小児がん情報サービス」：療養中の就学

http://ganjoho.jp/child/support/school/index.html

　療養中・後の就学や進学等に関する情報，病気の子どもに対応する教育を行う特別支援学校（病弱）のリストなどが提供されている。

　※医療機関での教育の提供状況は，就学する子どもの数により変わる。手続き等についても時間を要することが多いため，就学に関する相談は，療養が決まり次第早めに，がん診療連携拠点病院のがん相談支援センターや地域の特別支援教育のセンターとしての機能を有している特別支援学校に問い合わせるとよい。

国立がん研究センター「がん情報サービス」：働く世代の方へ

http://ganjoho.jp/public/support/work/index.html

　「がんと仕事のQ&A」をはじめ，体験者の就労の取り組みや体験エピソードなども提供されている。

（4）経済的支援

国立がん研究センター「小児がん情報サービス」：医療費の助成制度

http://ganjoho.jp/child/support/system/subsidy.html

　主に公的な助成制度に関する情報が提供されている

　※思春期やAYA世代の助成制度（京都府）や若年者の在宅ターミナルケア支援助成制度（兵庫県や神奈川県内の自治体）が開始されており，今後も若年性代向けの助成制度を設ける自治体が増えることが予想される。

医療従事者が知っておきたい
AYA世代がんサポートガイド
定価(本体 2,800 円＋税)

2018年7月20日　第1版第1刷発行
2019年6月10日　　　　第2刷発行

編　者	平成27-29年度厚生労働科学研究費補助金 （がん対策推進総合研究事業） 「総合的な思春期・若年成人(AYA)世代の がん対策のあり方に関する研究」班

発行者	福村　直樹
発行所	金原出版株式会社

〒113-0034 東京都文京区湯島2-31-14
電話　編集　（03）3811-7162
　　　　営業　（03）3811-7184
FAX　　　　（03）3813-0288
振替口座　00120-4-151494
http://www.kanehara-shuppan.co.jp/

©2018
検印省略
Printed in Japan

ISBN978-4-307-00483-1

印刷・製本／シナノ印刷
装幀／春日井 恵実
本文デザイン／朝日メディアインターナショナル

JCOPY ＜出版者著作権管理機構 委託出版物＞
本書の無断複製は著作権法上での例外を除き禁じられています。複製される場合は，
そのつど事前に，出版者著作権管理機構（電話 03-5244-5088，FAX 03-5244-
5089，e-mail : info@jcopy.or.jp）の許諾を得てください。

小社は捺印または貼付紙をもって定価を変更致しません。
乱丁，落丁のものはお買上げ書店または小社にてお取り替え致します。